Rettungsdienst kompakt
Band 1

Vergiftungen

Anmerkungen des Verlags

Die Herausgeber bzw. Autoren und der Verlag haben höchste Sorgfalt hinsichtlich der Angaben von Therapie-Richtlinien, Medikamentenanwendungen und -dosierungen aufgewendet. Für versehentliche falsche Angaben übernehmen sie keine Haftung. Da die gesetzlichen Bestimmungen und wissenschaftlich begründeten Empfehlungen einer ständigen Veränderung unterworfen sind, ist der Benutzer aufgefordert, die aktuell gültigen Richtlinien anhand der Literatur und der Beipackzettel zu überprüfen und sich entsprechend zu verhalten.

Die Angaben von Handelsnamen, Warenbezeichnungen etc. ohne die besondere Kennzeichnung ®/™/© bedeuten keinesfalls, dass diese im Sinne des Gesetzgebers als frei anzusehen wären und entsprechend benutzt werden könnten.

Der Text und/oder das Literaturverzeichnis enthalten Links zu externen Webseiten Dritter, auf deren Inhalt der Verlag keinen Einfluss hat. Deshalb kann er für diese fremden Inhalte auch keine Gewähr übernehmen. Für die Inhalte der verlinkten Seiten ist stets der jeweilige Anbieter oder Betreiber der Seite verantwortlich.

Bibliografische Information der Deutschen Nationalbibliothek

Die Deutsche Nationalbibliothek verzeichnet diese Publikation in der Deutschen Nationalbibliografie; detaillierte bibliografische Angaben sind im Internet über <http://www.d-nb.de> abrufbar.

Umschlagfotos: BilderBox

Gestaltung und Satz: Litho Niemann + Steggemann GmbH, Oldenburg

Druck: M.P. Media-Print Informationstechnologie GmbH,
33100 Paderborn

ISBN-10: 3-938179-24-4
ISBN-13: 978-3-938179-24-6

ISBN-10: 3-938179-21-X (Gesamtausgabe)
ISBN-13: 978-3-938179-21-5 (Gesamtausgabe)

Rettungsdienst
kompakt

Band 1

(herausgegeben von Frank Flake und Klaus Runggaldier)

Dennis Buers

Vergiftungen

S+K Verlagsgesellschaft Stumpf + Kossendey · Edewecht

Erläuterung der Piktogramme

Definition

Tipps

Merke!

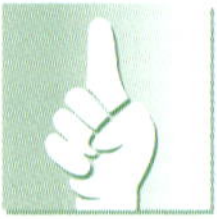

Gefahren / Problem

Abbildungsnachweis
Bastigkeit M (2003) Rauschdrogen, Drogenrausch. Stumpf + Kossendey, Edewecht: Abb. 16; Novartis: Abb. 14; W.J. Pilsak: Abb. 23; R. Rebmann, www.gifte.de: Abb. 25; K. Stüber: Abb. 22; United States Fish and Wildlife Service: Abb. 20. Alle anderen Abbildungen: Autor oder Herausgeber

INHALTSVERZEICHNIS

Vorwort

Abgesehen von Alkoholintoxikationen sind Vergiftungen in der präklinischen Versorgung im Verhältnis zu anderen akuten Erkrankungen und Unfällen eher selten anzutreffen. Gerade die geringe Anzahl solcher Einsätze ruft oftmals Zweifel hervor, alles im besten Sinne für den Patienten getan zu haben. Dieses Buch soll helfen, einen schnellen Überblick über wesentliche Versorgungsschritte im Vergiftungsfall zu bekommen.

Zunächst werden allgemeine Vorgehensweisen und therapeutische Maßnahmen besprochen. Im speziellen Teil werden die einzelnen Noxen vorgestellt, unterteilt in die Hauptgruppen Medikamente, Drogen, chemische Verbindungen und natürliche Gifte/sonstige Gifte. Die Auswahl der vorgestellten Gifte wurde zum einen durch die Jahresberichte der Giftnotrufzentralen bestimmt, in denen nach immer wieder vorkommenden Highlights gesucht wurde. Zum anderen werden auch Stoffe besonders im Bereich der Drogen beschrieben, die verhältnismäßig selten an die Giftnotrufzentralen gemeldet werden, aber dennoch relativ häufig vorkommen.

An dieser Stelle möchte ich mich besonders bei den Herausgebern Frank Flake und Dr. Klaus Runggaldier für ihre Geduld, die Korrekturvorschläge und vor allem für das Vertrauen während der Entstehung dieses Buches bedanken.

Ferner gilt mein Dank Christine Kotulla, Arnd Siegel, Marc Bohlken und Philip Simon, mit deren Unterstützung die im Buch verwendeten Bilder entstanden sind.

Dennis Buers

Hannover, im Januar 2006

1 Allgemeines Vorgehen und Therapie

Wie bei allen Notfällen muss bei einer Intoxikation immer zuerst auf den Eigenschutz des Personals und eine ausreichende Absicherung der Einsatzstelle geachtet werden. Dies gilt sowohl für das Rettungsfachpersonal als auch für die Ersthelfer. Zu denken ist hier besonders an Kontaktgifte wie z.B. Alkylphosphate oder Vergiftungen durch austretende Gase. In nicht abschätzbaren gefährlichen Situationen muss die Rettung ausschließlich durch fachgerecht ausgebildetes und ausgerüstetes Personal erfolgen.

Grundsätzlich gliedert sich das Vorgehen bei Intoxikationen in fünf Unterpunkte entsprechend der »Fünf-Finger-Regel«:

1. *Grundversorgung des Patienten*
2. *Entgiftung*
3. *Antidottherapie*
4. *Sicherstellung von Vergiftungsresten und*
5. *Transport in die Klinik*

1.1 Grundversorgung des Patienten

Ist der Patient aus einem eventuell bestehenden Gefahrenbereich gerettet, so sind auch hier vor jeder anderen Maßnahme zunächst die Vitalfunktionen – d.h. Bewusstsein, Atmung und Kreislauf – zu kontrollieren, zu beurteilen und zu sichern.

Reagiert der Patient nicht auf laute Ansprache und Berührung, verfügt aber über eine ausreichend tiefe und regelmäßige Eigenatmung, muss er nach einer Kontrolle das Mundraumes in die stabile Seitenlage gelegt werden. Die Atemfrequenz gilt zunächst als ausreichend, wenn sie bei mindestens 8 Atemzügen/Minute liegt. Alle weiteren Maßnahmen, wie das Anlegen von Pulsoxymetrie und EKG sowie die Messung des Blutdrucks, erfolgen in der stabilen Seitenlage.

Ergibt die Messung der Pulsoxymetrie einen Wert unter 95%, sollte der Patient mindestens 4 – 6 l/min Sauerstoff über eine Sauerstoffbrille oder -maske erhalten. Durch Sauerstoffsonden kann nur eine geringe Verbesserung der Sättigungswerte erreicht werden, daher sollten sie bei einer Intoxikation nicht verwendet werden. Liegt der Wert unter 90% und bessert er sich nicht deutlich unter der Gabe von Sauerstoff, sollte frühzeitig eine Intubation in Betracht gezogen werden, um die Folgen einer Hypoxie zeitig abzuwenden.

Im Fall einer Kohlenmonoxidvergiftung können die Messwerte der Pulsoxymetrie positiv verfälscht sein und es wird ein nicht vorhandener Sauerstoffgehalt im Blut angegeben. Bei einem solchen Notfallbild muss immer – schon aufgrund der Spezialität der Intoxikation – großzügig Sauerstoff verabreicht werden.

Sind Bewusstsein, Atmung und Kreislauf bewertet und sichergestellt, sollten nun weitere Maßnahmen erfolgen: Blutzucker messen, einen venösen Zugang legen und die Körpertemperatur messen.

Bei vielen Intoxikationen sind Verschiebungen beim Blutdruck, bei der Körpertemperatur und beim Blutzuckerwert zu erwarten, wobei in den meisten Fällen die Werte nach unten abweichen. Ziel der eingeleiteten Maßnahmen ist das Erreichen von Normwerten, bei einigen häufig vorkommenden Intoxikationen wie z.B. Alkoholvergiftungen ist daran zu denken, dass Verschiebungen in allen drei genannten Bereichen stattfinden können.

Wenn möglich, sollte über die Gabe von vorgewärmten Infusionen ein Wärmeverlust gering gehalten werden. Da sich bei bestimmten Noxen, d.h. Schadstoffen bzw. Giften, die Wirkweise von Medikamenten zur Blutdruckregulation verändert, muss oft zuerst über die Volumensubstitution eine drohende Hypotonie abgewendet werden.

Ist der Patient primär stabilisiert und versorgt, kann zum nächsten Schritt, der Entgiftung bzw. Giftentfernung, übergegangen werden.

1.2 Entgiftung

Man unterscheidet zwischen einer primären und einer

sekundären Giftentfernung. Ziel der primären Giftentfernung ist es, den reinen Giftstoff aus dem Körper zu entfernen, bevor dieser vom Körper in den Blutkreislauf aufgenommen wird und seine volle Wirkung entfalten kann. Zur sekundären Giftentfernung zählen Maßnahmen, die nur in einer Klinik durchgeführt werden und das Ziel haben, bereits in den Organismus/Blutkreislauf aufgenommene Stoffe wieder zu entfernen oder zu neutralisieren. Maßnahmen einer sekundären Giftentfernung sind:

- Förderung der renalen Elimination
- Hämodialyse
- Hämoperfusion
- Plasmapherese
- Insufflation von 1 l/min Kohlendioxid (provozierte Hyperventilation)
- Blutaustausch-transfusion.

Letztere findet heutzutage nur noch selten Anwendung. Da alle Maßnahmen der sekundären Giftentfernung präklinisch keine Rolle spielen und erst in der Klinik und den entsprechenden Abteilungen zur Anwendung gelangen, wird nachfolgend nur auf die Maßnahmen der primären Giftentfernung eingegangen.

Zur primären Giftentfernung zählen:

- provoziertes Erbrechen
- Magenspülung
- Gabe von Aktivkohle.

Ebenfalls in den Bereich der primären Giftentfernung gehört die meist erst klinisch durchgeführte orthograde Darmspülung, die vor allem bei Überdosierungen von Retardpräparaten angewendet wird – dies sind Medikamente mit verzögerter (retardierter) Wirkstofffreigabe zur Vermeidung kurzzeitig sehr hoher Wirkstoffkonzentrationen im Blut.

Die Wirksamkeit und der Er-folg einer primären Giftentfernung durch Magenspülung oder provoziertes Erbrechen sind nur für die erste Stunde belegt. Bei einem größeren Zeitfenster sind diese Verfahren kritisch zu hinterfragen. Andere Quellen verweisen darauf, dass bereits nach einer halben

Stunde eine Magenspülung nicht mehr erfolgen sollte, da dann der Nutzen meistens nur noch sehr gering ist. Im Fall einer Pilzvergiftung kann diese Maßnahme aufgrund der langsamen Verdauung aber durchaus noch nach Stunden sinnvoll sein.

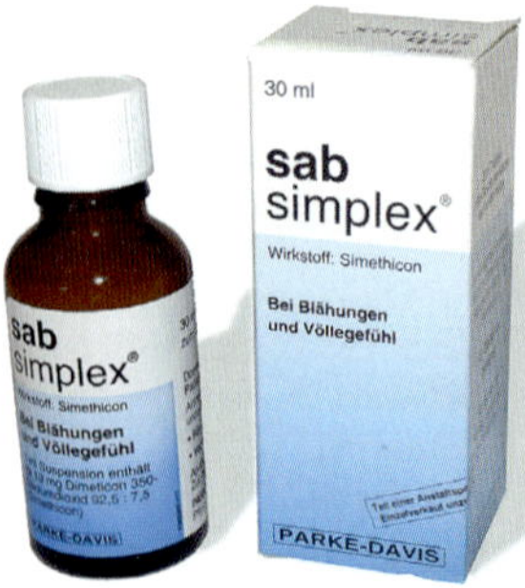

Abb. 1: sab simplex®

Provoziertes Erbrechen

Das provozierte Erbrechen ist eine sehr umstrittene Maßnahme zur Giftentfernung. Kommt sie zur Anwendung, müssen einige wichtige Punkte beachtet werden.

Generell dürfen keine Säuren und Laugen erbrochen werden, da diese häufig eine Gefahr für Ösophagus, Pharynx und Mundraum darstellen. Beim Erbrechen würden sie diese Bereiche erneut passieren und das Gewebe verstärkt schädigen. Bedingt durch eine erhöhte Aspirationsgefahr dürfen Schaumbildner und Lösungsmittel ebenfalls nicht erbrochen werden. Bei Schaumbildnern bietet sich die Gabe eines Teelöffels Dimeticon (sab simplex®, Elugan® oder Lefax®) an.

Im Fall einer Bewusstseinsstörung verbietet sich ein provoziertes Erbrechen zur Giftentfernung völlig, da das Risiko einer Aspiration zu groß ist. Dasselbe gilt grundsätzlich auch bei bestehender Atem- oder Kreislaufinsuffizienz.

Ist der Patient – obwohl er so viel Gift aufgenommen hat, dass mit einer gesundheitsbeeinträchtigenden Wirkung zu rechnen ist – bei vollem Bewusstsein, kann davon ausgegangen werden, dass das Gift noch nicht vollständig resorbiert wurde. Hier kann man versuchen, den Patienten erbrechen zu lassen.

Das Mittel der Wahl, um Erbrechen zu provozieren, ist

Orpec®-Sirup, wobei der Wirkeintritt erst nach 5 – 30 Minuten erfolgt. Kindern unter 9 Monaten darf kein Orpec® verabreicht werden. Zwischen dem 9. und 18. Lebensmonat erhalten Kinder 10 ml und zwischen 18 Monaten und 6 Jahren 15 ml. Allen älteren Patienten kann eine Menge von 30 ml verabreicht werden. Bei Kindern über einem Jahr kann bei ausbleibendem Erbrechen erneut die Hälfte der Initialdosis gegeben werden. Kommt es nicht zum Erbrechen, muss eine Magenspülung erfolgen. Parallel zur Orpec®-Gabe muss der Patient genügend trinken. Eine ausreichende Menge sind ca. 10 ml/kg Körpergewicht (KG).

Medikamentös kann Erbrechen durch die Gabe von Apomorphin hervorgerufen werden. Allerdings kann dies auch zu nicht gewolltem, lang anhaltendem Erbrechen führen. Das Antidot wäre in diesen Fällen Naloxon, um die Wirkung von Apomorphin zu mindern oder gar zu antagonisieren. Apomorphin wirkt kreislaufdepressiv und sollte daher immer mit Atropin kombiniert werden.

Die früher oft verwendete Kochsalzlösung, die »frische Woge«, kommt nicht mehr zur Anwendung, da dadurch eine Verschiebung des Elektrolythaushalts ausgelöst werden kann, was insbesondere bei Kindern zu Komplikationen führt.

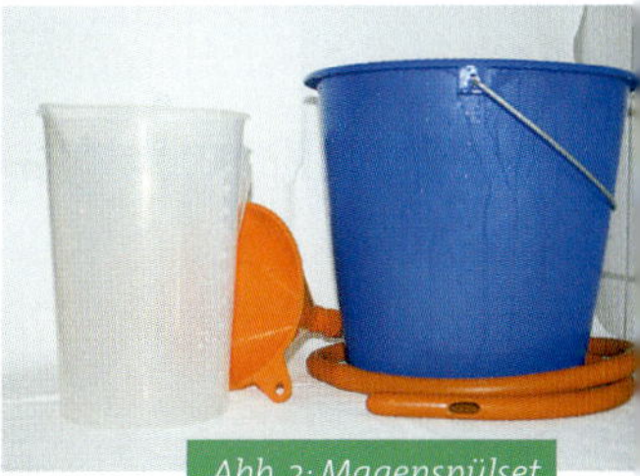

Abb. 2: Magenspülset

Magenspülung

Zeigen Substanzen, die eigentlich ein Erbrechen provozieren sollten, keine Wirkung, muss eine Magenspülung vorgenommen werden. Ist der Patient bei Bewusstsein und im Vollbesitz seiner geistigen Kräfte, darf eine Magenspülung nicht gegen seinen Willen durchgeführt werden, da sie juristisch als Körperverletzung gilt. Ist der Patient bewusstlos, darf die Magenspülung erst erfolgen, nachdem der Patient intubiert und die Atemwege gesichert wurden.

Der Magenschlauch für die Spülung sollte möglichst großlumig gewählt werden (Erwachsene: 15 mm Durchmesser, Kinder: Durchmesser des kleinen Fingers). Die Schlauchspitze mit Xylocain®-Gel einreiben oder besprühen. Vor Beginn der Spülung muss die korrekte Lage durch die Applikation von Luft und die Auskultation in Magenhöhe überprüft werden. Zur Spülung selber sollte physiologische Kochsalzlösung in einer Menge zwischen 200 und 500 ml verwendet werden. Die Spülmenge muss genau bilanziert werden. Es wird immer so lange gespült, bis nur noch klare Flüssigkeit zurückläuft. Wegen der erhöhten Gefahr für eine Ösophagusperforation darf nach der Aufnahme von Säuren und Laugen keine Magenspülung erfolgen.

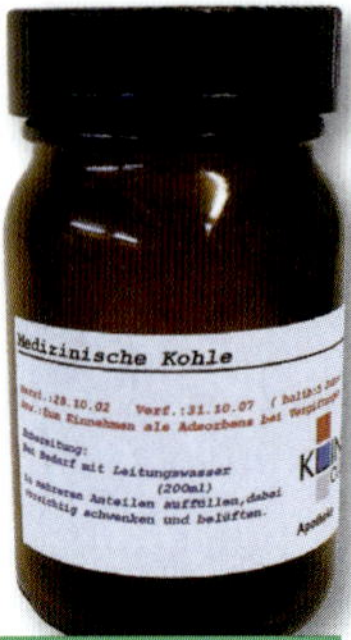

Abb. 3: Aktivkohle

Da sowohl beim provozierten Erbrechen als auch bei der Magenspülung nicht zu unterschätzende Gefahren für den Patienten bestehen, ist vor dem Einsatz beider Maßnahmen der Nutzen gegen die möglichen Komplikationen abzuwägen. Wie oben erwähnt, besteht bei vielen Substanzen, vor allem bei Medikamenten, nur ein kleines Zeitfenster, in dem eine Magenspülung überhaupt einen Nutzen vorweisen kann.

Aktivkohlegabe

Präklinisch wird Patienten mit Intoxikation 1 g/kgKG Aktivkohle appliziert, die zuvor mit etwas Wasser aufgeschlämmt wird. Die Aktivkohlegabe muss in jedem Fall immer erfolgen, egal ob der Patient bereits zuvor erbrochen hat oder ein Erbrechen bzw. eine Magenspülung nicht mehr als sinnvoll erachtet wird.

Nicht wirksam ist Aktivkohle bei Alkoholen, den meisten Metallen und Schwermetallen sowie Lösungsmitteln. Unter keinen Umständen darf Aktivkohle nach der Aufnahme von Säuren, Laugen und anderen

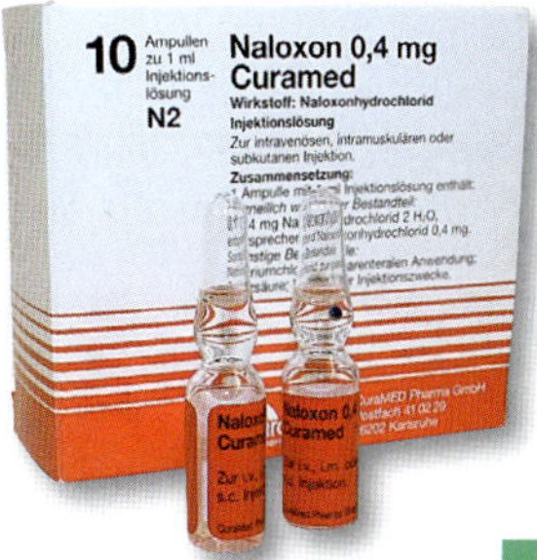

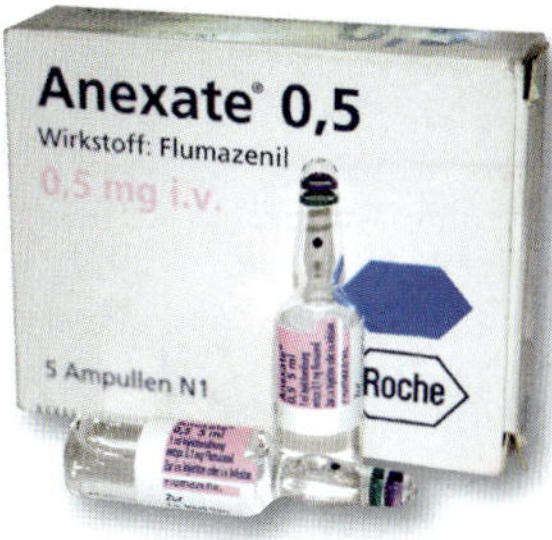

Abb. 4 und 5: Naloxon und Flumazenil

ätzenden Substanzen gegeben werden, da damit eine endoskopische Untersuchung des Magens auf Verletzungen unmöglich wäre.

Erfolgt vorher eine Magenspülung, kann die Aktivkohle über den Magenschlauch gegeben werden.

1.3 Antidottherapie

Typische Medikamente zur Antidottherapie sind Naloxon bei Opiatintoxikation oder Flumazenil bei Vergiftungen durch Benzodiazepine.

Hier muss der Unterschied in der Wirkdauer von Gift und Gegengift bedacht werden. Naloxon hat eine geringere Halbwertzeit als die meisten Opiate, sodass es nach Wirkungsverlust des Naloxons wieder zu einem Wirkeintritt der Opiate kommen kann.

In den wenigsten Fällen kommen präklinisch spezifische Antidote zum Einsatz. In der Regel kann nur eine symptomorientierte medikamentöse Behandlung erfolgen. Generell sollte beim Einsatz von Medikamenten bedacht werden, dass diese aufgrund der aufgenommenen Gifte in ihrer Wirkung verstärkt oder abgemindert wirken können. Häufig ist die Herztätigkeit durch aufgenommene Gifte beeinflusst. Im Fall einer Bradykardie kommen dabei Atropin, Dopamin oder Adrenalin zum Einsatz, während bei einer Tachykardie Lidocain, Amiodaron und Betablocker Verwendung finden.

1.4 Sicherstellung von Vergiftungsresten

Für eine spätere labortechnische Untersuchung sind mögliche Reste des Giftes zu asservieren. Nützlich können sowohl Proben von Erbrochenem und Urin als auch Substanzreste an Gläsern sein. Darüber hinaus sind herumliegende Medikamentenpackungen mitzunehmen. Wenn möglich, ist bei der Anamnese nach der Substanz, der aufgenommenen Menge und des Aufnahmezeitpunktes zu fragen.

1.5 Transport

In der Transportphase ist es wichtig, kontinuierlich Bewusstsein, Atmung und Kreislauf (EKG) zu kontrollieren. Verschlechtert sich der Gesamtzustand des Patienten bereits vor Transportbeginn oder ist der Patient bereits zu diesem Zeitpunkt bewusstlos, ist frühzeitig und großzügig an eine Intubation zu denken.

Im Fall einer gesicherten Intoxikation muss die Zielklinik immer über eine internistische Intensivstation verfügen, damit ein permanentes Monitoring und eine kontrollierte Beatmung des Patienten sichergestellt werden können.

2 Spezielle Vergiftungen

2.1 Medikamente

Im folgenden Kapitel werden die verschiedenen Medikamentengruppen besprochen, die am häufigsten in den Listen der Giftnotrufzentralen geführt werden. Das bedeutet, dass es sich um die Medikamente mit den meisten in Deutschland vorkommenden Intoxikationen handelt. Dabei finden sich nicht nur »Klassiker« wie die Gruppe der Antidepressiva oder der Wirkstoff Paracetamol wieder, sondern auch z.B. das Methylphenidat, besser bekannt als Ritalin®, das heutzutage vermehrt Kindern aufgrund der Diagnose ADS (Aufmerksamkeitsdefizitsyndrom) verschrieben wird. Mit einem steigenden Absatz ist damit auch ein Anstieg der Intoxikationen zu erwarten.

Die Medikamente aus den Gruppen der Benzodiazepine, Barbiturate und Antidepressiva stehen häufig in Zusammenhang mit Suiziden und werden in Kombination miteinander sowie zusammen mit Alkohol missbraucht. Dies führt u.a. zu einer Herabsetzung der Toxizitätsschwelle.

Zur Giftentfernung ist wie oben bereits erwähnt eine Magenspülung am Notfallort wegen der schnellen Wirkstoffaufnahme meist nicht sinnvoll. Die Aktivkohlegabe muss allerdings in allen Fällen einer Medikamentenintoxikation präklinisch erfolgen, solange der Patientenzustand dies zulässt.

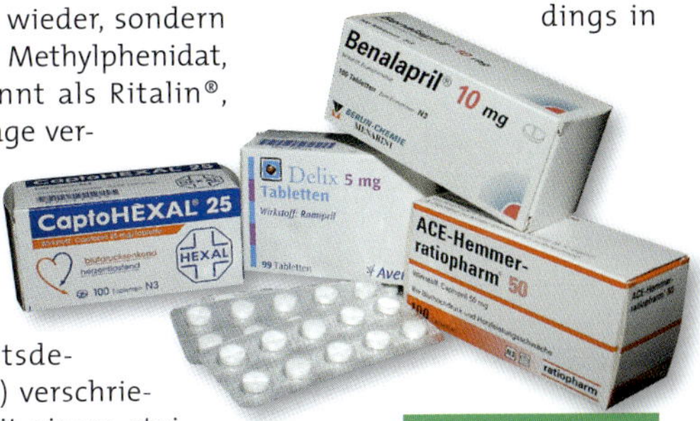

Abb. 6: ACE-Hemmer

Aus den Jahresberichten der Giftnotrufzentralen geht hervor, dass ca. 50% aller Anfragen in Zusammenhang mit einem Suizid stehen. Ebenso werden fast 95% aller gemeldeten Suizidversuche mit Hilfe von Medikamenten durchgeführt. Zwischen dem 15. und 45. Lebensjahr ist in Deutschland der Suizid die Todesursache Nummer 1. Diese Zahlen verdeutlichen die Bedeutung dieses Themas auch für die präklinische Versorgung und den großen Bereich der Intoxikationen.

2.1.1 ACE-Hemmer

Erster Blick

- herumliegende Tablettenpackungen, auffallend leer
- blasse Haut
- unklarer Schwindel, Müdigkeit.

Diagnose

- Hypotonie
- Übelkeit
- Erbrechen
- Puls normal, evtl. Bradykardie, z.B. bei Enalapril.

Klientel/Umfeld: oft ältere Menschen aufgrund versehentlicher Überdosierungen oder Medikamentenverwechslung.

> *Die Absorption bei nüchternem Magen erfolgt bei Captopril sehr schnell. So kann es bereits nach 15 – 20 Minuten zu einem Wirkungseintritt kommen. Überdosierungen führen zunächst zu einer Verlängerung der Wirkungszeit, bevor es zu einem verstärkten Wirkeintritt kommt. Bei dieser Vergiftung ist das wesentliche Behandlungsziel die Bekämpfung der Hypotonie.*

Versorgung

Elementartherapie

- Lagerung: flach
- Monitoring: Puls, RR, S_pO_2, EKG
- 4 – 6 l/min O_2
- venöser Zugang und 500 ml Vollelektrolytlösung zur Volumentherapie (RR-abhängig dosieren).

> *ACE-Hemmer blockieren das Angiotensin-Converting-Enzym. Dieses Enzym ist nötig, damit Angiotensin I in die aktive Form Angiotensin II umgewandelt werden kann. Angiotensin II führt im Körper zu einer Vasokonstriktion und somit zu einem Blutdruckanstieg. Bleibt dieser Umwandlungsprozess aus, kommt es zu einem Blutdruckabfall.*

Spezielle Therapie

- Aktivkohlegabe: 1 g/kgKG
- bei schwerer Hypotonie und keiner Wirkung durch Volumensubstitution:
- 0,1 µg/kgKG/min Noradrenalin oder
- 3 – 5 µg/kgKG/min Dopamin.

> - *Aufgrund der raschen Resorption ist von einer Magenspülung abzuraten.*
> - *Die Symptome kann man häufig sehr gut abfangen, sodass bei einer rechtzeitigen Behandlung nur selten mit Spätfolgen zu rechnen ist.*
> - *Klinisch ist des Weiteren eine Behandlung mit Angiotensin II möglich.*
> - *Die Absorption von Enalapril ist unabhängig vom Füllungszustand des Magens.*
> - *Kleinkinder haben aufgrund ihrer Neugier ein besonderes Gefahrenpotenzial.*

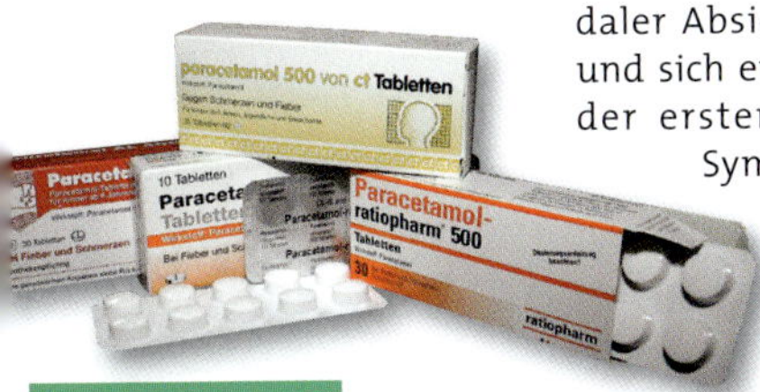

Abb. 7: Paracetamol

2.1.2 *Analgetika (Paracetamol)*

Erster Blick

- herumliegende Tablettenpackungen, auffallend leer
- abdominelle Schmerzen
- Schwitzen.

> *Symptome treten häufig erst nach Stunden auf oder entwickeln sich im Laufe einiger Tage, z.B. der Ikterus, dessen Ausbildung in zwei bis sechs Tagen erfolgt.*

Diagnose

- Übelkeit, Erbrechen
- Hypoglykämie
- Arrhythmien bis zum Kammerflimmern
- Ikterus (Gelbsucht)
- Oligurie, Anurie.

Klientel/Umfeld: oft Jugendliche, die Paracetamol in suizidaler Absicht missbrauchen und sich erst beim Auftreten der ersten schmerzhaften Symptome Angehörigen anvertrauen oder sich direkt an den Rettungsdienst wenden. Ggf. Kleinkinder, die aufgrund versehentlicher Gabe von Erwachsenendosen bereits in toxische Bereiche gelangt sind.

Versorgung
Elementartherapie

- Lagerung: bei Bewusstlosigkeit stabile Seitenlage

> *Die letale Dosis für Kinder liegt etwa bei 150 mg/kgKG, bei Erwachsenen zwischen 150 und 200 mg/kgKG. Für einen Erwachsenen liegt die letale Gesamtdosis also bei 10 – 15 g Paracetamol.*
>
> *Es wird deutlich, dass Erwachsene bei der normalen Tablettendosis von 500 mg nur schwer in den toxischen Bereich – zumindest unabsichtlich – gelangen können. Kleinkinder erreichen die letale Dosis jedoch sehr schnell beim »Spielen« mit den Tabletten. Bereits zwei bis drei 500-mg-Tabletten reichen aus.*
>
> *Die größte Gefahr bei Paracetamol besteht darin, dass der Missbrauch in den ersten Stunden nach Einnahme symptomfrei bleibt. Bei hohen Dosen kann eine – dann verspätet – eingeleitete Antidottherapie häufig das Leben des Patienten nicht mehr retten, und er verstirbt nach mehreren Tagen an einem hepatischen Koma, das mit akutem Nierenversagen und Gerinnungsstörungen einhergeht.*

- Monitoring: Puls, RR, S_pO_2, EKG
- 4 – 6 l/min O_2
- venöser Zugang und 500 ml Vollelektrolytlösung zur Volumentherapie (RR-abhängig dosieren).

Spezielle Therapie

- bei Atemdepression: Intubation in Erwägung ziehen
- wenn Einnahmezeitpunkt < 60 min und Allgemeinzustand dies zulässt: Magenspülung erwägen
- Aktivkohlegabe: 1 g/kgKG.

> *Bei Paracetamol handelt es sich um ein Analgetikum, das rezeptfrei in jeder Apotheke zu erwerben ist. Paracetamol wird besonders gern bei grippalen Infekten genommen, da es neben der Schmerz mindernden Wirkung auch einen Fieber senkenden Effekt aufweist. Typischerweise wird Paracetamol als Tablette oder Suppositorium verabreicht. Für Kinder gibt es Paracetamol auch als Saft.*
>
> *Der Wirkmechanismus ist bis heute nicht genau bekannt.*
>
> *Im Gegensatz zur Acetylsalicylsäure weist Paracetamol eine gute Magenverträglichkeit auf.*

- Paracetamol wird besonders gerne von Jugendlichen zum Suizid missbraucht, diese Tatsache hat Paracetamol auch immer wieder in die Kritik gebracht.
- In England wurde darüber nachgedacht, Paracetamol emetische Substanzen beizumischen, sodass eine Überdosierung automatisch zum Erbrechen führen würde.
- Aufgrund der bereits oben erwähnten relativ großen Differenz zwischen physiologischer und toxischer Dosis wird man es in den meisten Fällen nicht mit versehentlichen Überdosierungen zu tun bekommen, man sollte daher bei der Betrachtung dieses Notfallbildes, sofern es sich nicht um Kinder handelt, auch immer an einen Suizidversuch denken.
- Paracetamol trägt nicht nur seinen Wirkstoffnahmen auf den meisten Verpackungen, sondern wird häufig auch unter bekannten anderen Produktnamen vertrieben wie z.B. Ben-u-ron®, Togal® oder Vivimed® gegen Schmerzen. Paracetamol wird in vielen Kombinationspräparaten verwendet (z.B. Grippostad C®).
- Wenn möglich, sollte der Transport in eine Klinik mit nephrologischer Fachabteilung erfolgen. In der Klinik erfolgt eine Antidottherapie mit N-Acetylcystein.

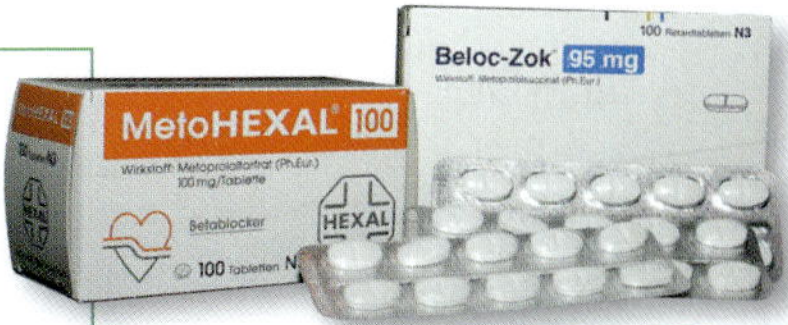

Abb. 8: Betablocker

2.1.3 Antiarrhythmika / Betarezeptorenblocker / Kalziumantagonisten

Das Wirkspektrum der verschiedenen Antiarrhythmika unterscheidet sich abhängig von der Aufnahmemenge und der Konstitution des Patienten. Die Unterklassen der Antiarrhythmika weisen jedoch bei einer Überdosierung identische Symptome auf und werden daher an dieser Stelle zur Vereinfachung zusammengefasst.

Erster Blick

- herumliegende Tablettenpackungen, auffallend leer
- Hypotonie
- Krampfanfälle
- evtl. Bewusstseinsstörungen bis zum Koma.

Diagnose

- Rhythmusstörungen
- Bradykardie, selten Tachykardie

- Asystolie
- hochgradige AV-Blockierung
- EKG-Veränderungen:
  - verlängerte PQ-Zeit
  - verbreiterter QRS-Komplex
- Bronchospastik/ Atembeschwerden
- Ateminsuffizienz/-depression
- Hypoglykämie (vor allem bei Kindern)
- Kopfschmerzen
- Schwindel
- Sehstörungen
- Mydriasis
- Übelkeit, Erbrechen.

Klientel/Umfeld: Unfälle ereignen sich entweder bei Kindern oder es kommt zu versehentlichen Überdosierungen bei meist älteren Menschen.

Die Ausprägung der Symptome ist nicht nur von der Dosis, sondern auch elementar von der körperlichen Verfassung des Patienten abhängig. Junge, gesunde Patienten tolerieren höhere Dosen deutlich besser als ein älterer Patient mit einer pathologischen, kardialen Vorgeschichte.

Bei Antiarrhythmika der verschiedenen Klassen können bereits Dosierungen in Höhe der zwei- bis dreifachen Tagesdosis toxisch wirken. Eine Verwechslung bei einer zentralen Medikamentenzuteilung oder eine versehentliche Mehrfacheinnahme durch den Patienten selbst kann fatale Folgen haben und im schlimmsten Fall rasch letal wirken.

Antiarrhythmika werden bei suizidaler Absicht häufig auch in Kombination mit Sedativa, Antidepressiva oder Alkohol eingenommen. Dies führt meist zu einer verstärkenden Wechselwirkung.

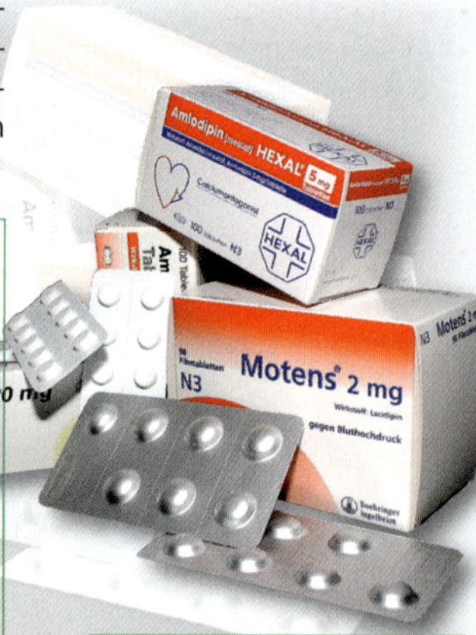

Abb. 9: Kalziumantagonisten

Versorgung
Elementartherapie

- Lagerung: bei Bewusstlosigkeit stabile Seitenlage
- Monitoring: Puls, RR, S_pO_2, EKG
- besonders engmaschige RR-Kontrolle
- 4 – 6 l/min O_2
- Blutzucker-Kontrolle
- venöser Zugang und 500 ml Vollelektrolytlösung zur Volumentherapie (RR-abhängig dosieren).

Spezielle Therapie

- Aktivkohlegabe: 1 g/kgKG
- bei Ca^{2+}-Antagonisten bis zu 8 Std. nach Einnahme sinnvoll
- bei Krämpfen: Gabe von 10 – 20 mg Diazepam i.v.
- bei Atemdepression oder Bewusstlosigkeit: Intubation in Erwägung ziehen
- 0,5 – 1 mg Atropin i.v. zur Parasympathikus-Blockade
- bei HF < 50/min: externen Schrittmacher in Erwägung ziehen
- bei Hypoglykämie: Bolusgabe von 0,1 – 0,3 mg/kgKG Glucagon oder 30 – 50 ml Glucose 50%
- evtl. Dopamintherapie über Perfusor unter engmaschiger RR-Kontrolle.

Eine Reanimation nach Intoxikation durch Betablocker oder Kalziumantagonisten hat gerade bei jungen, herzgesunden Menschen eine gute Prognose. Deshalb sollte diese bei gesicherter Diagnose durchaus über mehrere Stunden fortgeführt werden.

Antiarrhythmika werden in Unterklassen gegliedert: Klasse Ia (Natriumantagonisten), Ib, Ic, II (Betablocker), III, IV (Kalziumantagonisten). Einige von ihnen werden zur Langzeittherapie verwendet und nur oral eingenommen. Andere werden intravenös verabreicht und vornehmlich in der klinischen Intensivbetreuung und unter Monitoring verwendet. Antiarrhythmika wirken primär an den Ionenkanälen, im Wesentlichen an denen der Herzmuskulatur, und hemmen dadurch die Kontraktilität. Sie wirken somit negativ inotrop, chronotrop und dromotrop.

Bekannte und häufig verwendete Antiarrhythmika sind z.B. Beloc®, Cordarex®, Isoptin®, Gilurytmal®, Dilzem®, Phenhydan®, Rythmonorm®, Tambocor® oder Sotalex®.

• Aufgrund einer evtl. zeitlich versetzt einsetzenden Rhythmusstörung ist auch bei Verdacht auf eine Antiarrhythmikaintoxikation der Patient unter engmaschigem Monitoring der nächstmöglichen Klinik zuzuführen.

- *Klinisch ist – wegen der vielleicht erst zeitlich versetzt auftretenden Symptome – immer eine lang anhaltende Monitorüberwachung notwendig.*
- *Bei einer Antiarrhythmikaintoxikation ist die Behandlung der Kreislaufdepression primäres Ziel. Wichtig ist somit eine ständige, engmaschige Kreislaufparameterüberwachung.*

2.1.4 Antidiabetika / Insulin

Erster Blick

- auf Diabetes hinweisende Utensilien, z.B. Insulin-Pen oder Blutzucker-Messgerät
- evtl. vorangegangene Zeichen einer Hypoglykämie wie Heißhunger, Sehstörungen, Unruhe.

Diagnose

- Hypoglykämie und entsprechende Symptome
- Hypotonie
- Kussmaul-Atmung
- Tachykardie
- Übelkeit, Erbrechen
- Bewusstseinsstörungen bis zur Bewusstlosigkeit
- Krämpfe.

Die Gefahr liegt in der einsetzenden Bewusstlosigkeit und der nachfolgenden Aspirationsgefahr. Im weiteren Verlauf irreparable Hirnschäden durch den Mangel an Glukose und im schlimmsten Fall Kreislaufstillstand.

Klientel/Umfeld: Intoxikationen durch Antidiabetika entstehen meist durch versehentliche Überdosierungen, also bei Patienten, die an Diabetes mellitus erkrankt sind.

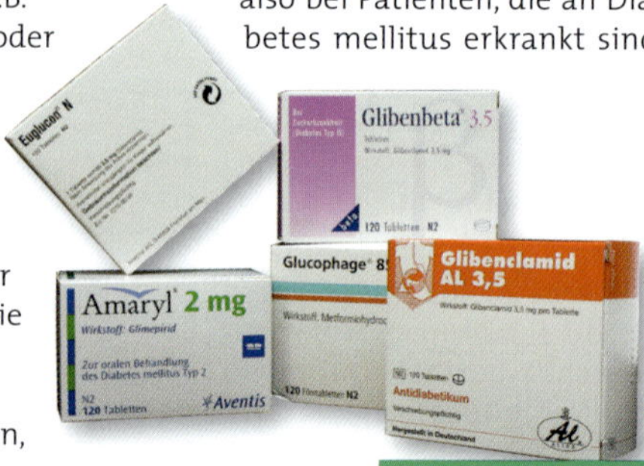

Abb. 10: Antidiabetika

Seltener sind Intoxikationen, die vor suizidalem Hintergrund stattfinden.

Versorgung
Elementartherapie

- Lagerung: bei Bewusstlosigkeit stabile Seitenlage
- Blutzucker-Kontrolle
- 4 – 6 l/min O_2
- Monitoring: Puls, RR, S_pO_2, EKG
- venöser Zugang zur Glukose- und evtl. Volumentherapie.

Bei einer Hypoglykämie kann es zu einer vorübergehenden Wesensveränderung des Patienten kommen. Es kann mitunter schwierig sein, den Patienten von den nötigen Behandlungsschritten zu überzeugen.

Blutzuckerwert engmaschig kontrollieren, da die Glukose dem Körper nicht allzu lange zur Verfügung steht und es schnell zu einem erneuten Abfall des Blutzuckers kommen kann. In diesen Fällen Glukose frühzeitig nachdosieren.

Spezielle Therapie

- BZ-abhängig: 20 – 40 ml Glucose 50%
- bei zeitnaher oraler Einnahme und bei vollem Bewusstsein: Patienten erbrechen lassen
- Gabe von Aktivkohle: 1 g/kgKG.

Insulin fördert im Körper die Glukosespeicherung und hemmt die Glukoneogenese. Es kommt zu einem Abfall des Blutzuckerwertes. Besonders anfällig auf diesen Glukoseabfall im Blutsystem reagiert das Gehirn. Da es über keinen eigenen Glukosespeicher verfügt, ist es auf die Glukosebereitstellung durch die Leber angewiesen. Insulin kann subkutan oder oral appliziert werden. Der Wirkeintritt und die Wirkdauer variieren je nach Präparat sehr stark.

- *Bei Nichtdiabetikern kann es aufgrund der Gegenregulation des Körpers bei einer massiven Überdosierung auch zu einer Hyperglykämie kommen.*
- *Unter dem Einfluss von Alkohol kann es zu einer Symptomverstärkung kommen (Alkohol verstärkt den Abbau von Glukose).*

2.1.5 Antidepressiva

Erster Blick

- herumliegende Tablettenpackungen, auffallend leer

- Bewegungsdrang, Angst
- Bewusstseinsstörungen bis Bewusstlosigkeit.

Diagnose

- Patient hat Angehörigen gegenüber Suizidgedanken geäußert
- Sehstörungen, Schwindel
- Hypotonie
- Mydriasis
- Tachykardie
- Bradykardie
- Krämpfe
- Erregungsbildungs- und Reizweiterleitungsstörungen, verbreiterter QRS-Komplex
- evtl. Atemdepression
- Fieber und Mundtrockenheit.

Klientel/Umfeld: Intoxikationen geschehen in den meisten Fällen vor einem suizidalen Hintergrund. Häufig findet sich ein Abschiedsbrief oder Ähnliches. Mischintoxikationen kommen am häufigsten vor. Alkoholflaschen oder

Aufgrund der verschiedenen Unterklassen von Antidepressiva treten einige Symptome je nach Medikament nicht auf. Eine genaue Unterscheidung zwischen den einzelnen Antidepressiva ist dennoch nicht sinnvoll, da keine spezifischen Antidote existieren. Es muss symptomorientiert gehandelt werden.

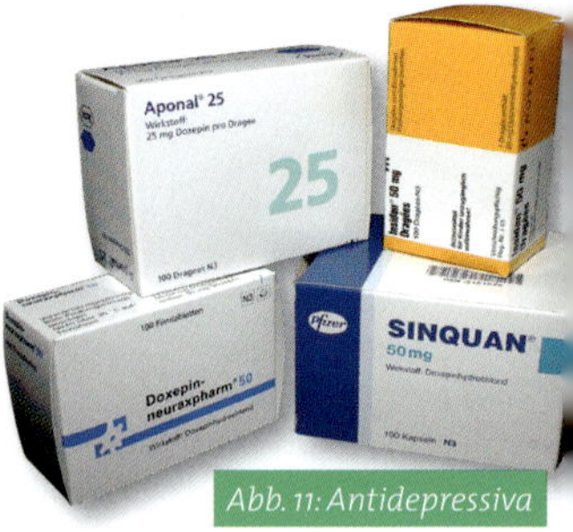

Abb. 11: Antidepressiva

Eine große Gefahr besteht darin, dass depressive Patienten häufig suizidgefährdet sind. Da es bei bestimmten Antidepressiva bereits ab einer zehnfachen therapeutischen Dosis zu toxischen Auswirkungen kommen kann und dies auch in dem Beipackzettel so beschrieben wird, kommt es nicht selten zu einem suizidalen Missbrauch der Antidepressiva durch die betroffenen Patienten. Ein solcher Missbrauch kann im Einzelfall auch tödlich enden. Mischintoxikationen mit Alkohol, Opiaten, Narkotika, Neuroleptika oder bei Vorerkrankungen von Leber, Niere, Schilddrüse, Herz-Kreislauf-System oder zentralem Nervensystem können die Toxizität der Antidepressiva deutlich erhöhen.

weitere leere Medikamentenverpackungen liegen im direkten Umfeld des Patienten.

Versorgung
Elementartherapie

- Lagerung: bei Bewusstlosigkeit stabile Seitenlage
- Monitoring: Puls, RR, S_pO_2, EKG
- 4 – 6 l/min O_2
- venöser Zugang und 500 ml Vollelektrolytlösung zur Volumentherapie (RR-abhängig dosieren)
- Körpertemperatur messen.

Antidepressiva hemmen die Wiederaufnahme von Neurotransmittern, wie Noradrenalin, Dopamin und Serotonin, und wirken somit hemmend auf das zentrale Nervensystem. Typische und weiter verbreitete Antidepressiva sind z.B. Anafranil®, Aponal®, Dogmatil®, Equilibrin®, Insidon®, Ludiomil®, Noveril®, Saroten®, Stangyl®, Tofranil®, Tolvin® oder Tryptizol®.

Spezielle Therapie

- gut ansprechbare und orientierte Patienten erbrechen lassen
- evtl. Magenspülung unter Intubation bei bewusstlosem Patienten
- Aktivkohlegabe: 1 g/kgKG
- 2 mg Physostigmin i.v. (0,03 mg/kgKG)
- bei anhaltenden Rhythmusstörungen: Lidocain bis zu zweimal jeweils 1 mg/kgKG.

- *Antidepressiva hemmen auch die Darmbewegungen, eine Magenspülung kann auch noch nach Stunden sinnvoll sein.*
- *Trizyklische Antidepressiva sind schon ab einer Wochendosis oft letal.*

2.1.6 Barbiturate / Antiepileptika

Erster Blick

- herumliegende Tablettenpackungen, auffallend leer
- Miosis
- Nystagmus.

Diagnose

- Hypotonie
- Herzrhythmusstörungen
- Ateminsuffizienz bis Atemstillstand
- Hypothermie

- Bewusstseinsstörungen bis Bewusstlosigkeit
- bei schweren Vergiftungen wegen anhaltenden Sauerstoffmangels evtl. Mydriasis.

Bestimmte als Antiepileptika eingesetzte Barbiturate, z.B. Phenobarbital, wirken ab einer Dosis von 150 mg bereits hypnotisch. Bei chronischer Anwendung im Rahmen einer Therapie können über einen langen Zeitraum auch Dosen von bis zu 1 g ohne einschränkende Wirkungen vertragen werden. Hier wird deutlich, dass die Wirkweise sehr stark zwischen einzelnen Personen variiert.

Ab 1,2 g bei Erwachsenen bzw. 10 mg/kgKG bei Kindern kann es zu komatösen Zuständen kommen. Die Letaldosis liegt bei 4 – 6 g.

Zu einer deutlichen Wirkungssteigerung kommt es in der Kombination mit Alkohol. Deutlich geringere Dosen können dann letal wirken.

Versorgung

Elementartherapie

- Lagerung: bei Bewusstlosigkeit stabile Seitenlage
- Monitoring: Puls, RR, S_pO_2, EKG
- 4 – 6 l/min O_2
- Körpertemperatur messen
- Wärmeverlust vermeiden
- venöser Zugang und 500 ml Vollelektrolytlösung zur Volumentherapie (RR-abhängig dosieren), wenn möglich vorgewärmte Infusion verwenden.

Spezielle Therapie

- bei Ateminsuffizienz Intubation in Erwägung ziehen
- Aktivkohlegabe: 1 g/kgKG
- bei anhaltender Hypotonie: 3 – 5 µg/kgKG/min Dopamin oder 10 – 20 µg/min Noradrenalin.

Vorwiegend zur antiepileptischen Therapie ist als einziges orales Barbiturat Phenobarbital im Gebrauch. Barbiturate wirken hemmend auf zentralnervöse Funktionen und mindern somit die Krampfbereitschaft. Diese Hemmung kann sich bei Überdosierungen allerdings auch auf lebenswichtige Zentren wie das Atem- und Kreislaufzentrum auswirken.

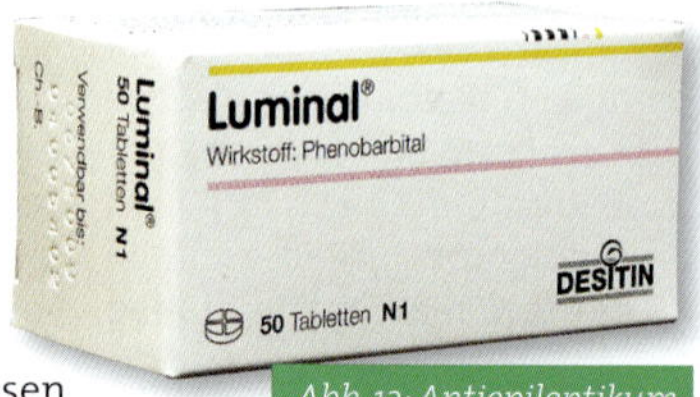

Abb. 12: Antiepileptikum

Phenobarbital taucht mit folgenden Handelsnamen auf: Lepinal®, Lepinaletten®, Luminal®, Luminaletten®, Phenaemal®, Phenaemaletten®.

2.1.7 *Benzodiazepine*

Erster Blick

- herumliegende Tablettenpackungen, auffallend leer
- Angstzustände/Halluzinationen
- Unruhe.

Diagnose

- Patient hat Angehörigen gegenüber Suizidgedanken geäußert
- Hypotonie
- Atemdepression
- Sehstörungen, Schwindel
- verwaschene Sprache
- Somnolenz bis Koma.

Klientel/Umfeld: Intoxikationen geschehen in den meisten Fällen vor einem suizidalen Hintergrund. Häufig findet sich ein Abschiedsbrief oder Ähnliches. Meistens als Mischintoxikationen vorkommend. Alkoholflaschen oder weitere leere Medikamentenverpackungen im direkten Umfeld des Patienten.

Zu letalen Verläufen kommt es bei einer reinen Benzodiazepinintoxikation in den wenigsten Fällen. Für einen solchen Verlauf bedarf es einer bis zu hundertfachen Überdosierung der therapeutischen Dosis.

Gefährlich sind vor allem Mischintoxikationen, z.B. mit Alkohol, Barbituraten oder Antidepressiva. Vor allem bei diesen Kombinationen kann es zu letalen Verläufen kommen.

Versorgung

Elementartherapie

- Lagerung: bei Bewusstlosigkeit stabile Seitenlage

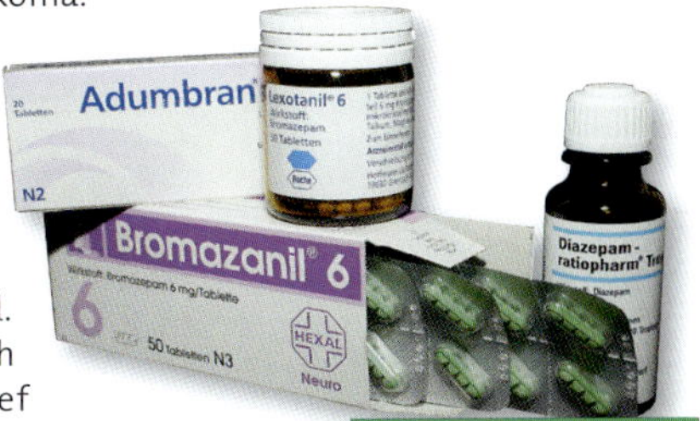

Abb. 13: Benzodiazepine

- Monitoring: Puls, RR, S_pO_2, EKG
- 4 – 6 l/min O_2
- venöser Zugang und 500 ml Vollelektrolytlösung zur Volumentherapie (RR-abhängig dosieren).

Spezielle Therapie

- bei Ateminsuffizienz: Intubation in Erwägung ziehen
- bei zeitnaher Aufnahme evtl. Magenspülung
- Aktivkohlegabe: 1 g/kgKG
- Antidot: initial 0,2 mg Flumazenil, dann 0,1 mg/min, bis Patient wieder zu sich kommt oder bis max. 1 mg Gesamtdosis.

Benzodiazepine finden Anwendung in der lang- wie auch kurzfristigen Behandlung von Unruhe, Spannungs- und Angstzuständen. Sie wirken sedierend und können eine Ateminsuffizienz hervorrufen. Typische Benzodiazepine sind Valium® und Dormicum®.

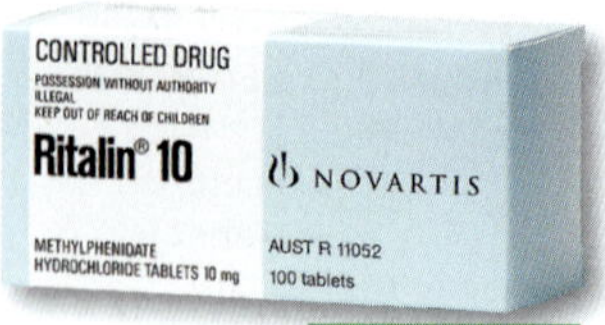

Abb. 14: Ritalin

- *Benzodiazepine sind eine der am häufigsten vorkommenden Substanzen bei Intoxikationen, man geht von 35 – 50% aller Fälle aus.*
- *Ebenso wie Medikamente aus der Gruppe der Antidepressiva werden Benzodiazepine häufig einer besonders gefährdeten Patientengruppe verschrieben, in diesem Bereich kommt es daher gehäuft zu Intoxikationen mit suizidalem Hintergrund.*
- *Bei der Antidotbehandlung mit Flumazenil sollte beachtet werden, dass die Halbwertzeit kürzer als die der Benzodiazepine ist. Gefahr: Ein zunächst wieder aufgeklarter Patient kann erneut bewusstlos und atemdepressiv werden.*

2.1.8 Methylphenidat (Ritalin)

Erster Blick

- Kind mit Euphorie, Verwirrung oder Halluzinationen
- Eltern, die auf Ritalin-Einnahme und ADS hinweisen
- evtl. Krampfanfälle.

Diagnose

- Übelkeit/Erbrechen
- Kopfschmerzen
- Hypertonie
- Tachykardie und andere Herzrhythmusstörungen

- Mydriasis
- trockene Mundschleimhaut
- evtl. Fieber.

Die nicht zu unterschätzende Gefahr besteht bei der Methylphenidatüberdosierung in einer starken psychischen Reizung. Der Patient kann sich selbst verletzen. Er ist von weiteren Stimuli fern zu halten (Überstimulation).

Klientel/Umfeld: Methylphenidat wird nur Kindern ab dem 6. Lebensjahr und Jugendlichen zur Behandlung des ADS (Aufmerksamkeitsdefizitsyndrom) verschrieben. Gefährdet sind auch kleinere Geschwisterkinder, die diese Medikamente »probieren« wollen und sich selbst vergiften. Intoxikationen durch Überdosierungen sind bei Erwachsenen auszuschließen.

Versorgung
Elementartherapie

- Lagerung: bei Bewusstlosigkeit stabile Seitenlage
- Monitoring: Puls, RR, S_pO_2, EKG
- venöser Zugang und 500 ml Vollelektrolytlösung zum Offenhalten

Methylphenidat findet Anwendung bei Kindern und Jugendlichen, bei denen das Aufmerksamkeitsdefizitsyndrom diagnostiziert wurde. Bekannt wurde das Medikament unter seinem Handelsnamen Ritalin® vor allem durch kritische Berichte in der Presse während der letzten Jahre.

Generell kommt es bei Vergiftungen durch Methylphenidat zu einer Überstimulation des zentralen und vegetativen Nervensystems, wodurch die entsprechenden Symptome entstehen.

- *Eltern und Kinder über jeden Behandlungsschritt aufklären.*
- *Wenn möglich, sollten die Kinder immer Kontakt zu den Eltern halten können. Die beängstigende Situation wird so für sie erträglicher.*

- 4 – 6 O_2 l/min
- Patienten beruhigen.

Spezielle Therapie

- Aktivkohlegabe: 1 g/kgKG
- bei schweren Erregungszuständen und Krämpfen: 2,5 – 5 mg Diazepam i.v.
- bei starkem Fieber Patienten von außen kühlen, z.B. Wadenwickel.

2.2 Drogen

Intoxikationen durch Drogen geschehen überwiegend durch bewusste Aufnahme. Für eine Überdosierung kommen viele Faktoren in Betracht.

Oftmals wird einfach die Wirkweise der entsprechenden Substanz vom Konsumenten unterschätzt, obwohl diese im Vorhinein bekannt ist und nicht variiert, z.B. bei Alkoholintoxikationen.

Ein weiterer Faktor für eine Überdosierung kann ein unbeständiger Reinheitsgrad der Droge sein. Typisch hierfür ist der Markt der illegalen Drogen, bedingt durch mehrere Zwischenhändler und den Versuch, durch Streckung der Droge den Profit zu steigern. Die Zusammensetzungen variieren mit der Folge, dass der Konsument sich mit der Dosierung verschätzt. Ferner kann es zu einer Überdosierung aufgrund von Wechselwirkungen zwischen mehreren eingenommenen Substanzen kommen. Wirkungen von Medikamenten verstärken sich z.B. häufig unter dem Einfluss von Alkohol. Frühes Nachdosieren des jeweiligen Wirkstoffes kann ebenfalls zu Überdosierungen führen. Dies geschieht zumeist in Zusammenhang mit bewusstseinsbeeinflussenden Substanzen aus der Natur, wie z.B. dem Sekret der Aga-Kröte, psilocybinhaltigen Pilzen oder anderen Pflanzen. Hat der Konsument zu wenig Erfahrung im Umgang mit diesen Substanzen, wird in der Annahme einer vermeintlichen Unterdosierung eine zweite Dosis eingenommen, bevor die erste ihre eigentliche Wirkung entfalten konnte.

Für die Behandlung des Patienten müssen zunächst im-mer die Betrachtung der Symptome und deren Behandlung im Vordergrund stehen. Da sich Vergiftungen plötzlich dramatisieren können, ist ein fortwährendes Monitoring sehr wichtig. Nach Sicherung der Vitalfunktionen und permanenter Kontrolle wendet man sich der Elimination des Giftes oder, wenn möglich, der Antidottherapie zu.

Bei der Behandlung von Patienten mit einer Drogenintoxikation muss beachtet werden, dass diese Patientengruppe aus ethischen Gründen genauso behandelt wird wie alle anderen Patienten, auch wenn dies nicht immer leicht fallen mag.

Ein besonderes Augenmerk gilt dem Eigenschutz. Drogen wirken auch wesensbeeinflussend und Patienten neigen unter deren Einfluss zu aggressiven Äußerungen und Handlungen. Eine abwertende Behandlung würde solche Situationen nur verstärken.

2.2.1 *Aga-Kröte*

Erster Blick

- Hinweise von Angehörigen, Freunden auf Konsum
- Redefluss, Euphorie, Extrovertiertheit.

Diagnose

- Tachykardie
- Bradykardie
- evtl. Herzrhythmusstörungen
- Hypertonie
- Mydriasis
- Selbstüberschätzung
- Angstzustände
- Kopfschmerzen, Schwindel.

Wie bei allen Drogen, vor allem den natürlichen, ist eine gezielte, genaue Dosierung nicht möglich. Das Wirkspektrum ist zum einen von der Zusammensetzung des Sekrets abhängig, das zwischen den Tieren variieren kann, und zum anderen von der Verfassung des Konsumenten.

Erschwerend kommt hinzu, dass das Gift aus mehreren Komponenten zusammengesetzt ist. Neben Bufotoxinen, die u.a. Bradykardien auslösen, sind ein weiterer Bestandteil des Krötensekrets die Katecholamine – vor allem Noradrenalin und Adrenalin, die auch als Sympathomimetika bekannt sind. Das Zusammenspiel der beiden unterschiedlichen Wirkstoffklassen kann zu Herzrhythmusstörungen führen.

Als am gefährlichsten wird die psychogene Wirkung betrachtet. Die Wirkung der Katecholamine tritt bereits 5 – 10 Minuten nach der Aufnahme ein, die halluzinogene Wirkung etwa nach 20 – 30 Minuten.

Klientel/Umfeld: Zur Überdosierung kommt es fast ausschließlich nach bewusstem und beabsichtigtem Konsum. Der Konsum erfolgt meist in Gruppen durch Jugendliche und junge Erwachsene.

Versorgung
Elementartherapie

- Monitoring: Puls, RR, S_pO_2, EKG

- Patienten beruhigen, vor Selbstgefährdung schützen
- evtl. venöser Zugang und 500 ml Vollelektrolytlösung zum Offenhalten
- 4 – 6 l/min O_2.

Das Sekret wird konsumiert, indem die Kröten abgeleckt werden. Dies hat eine sehr ungenaue Dosierung zur Folge. Zum Teil werden auch getrocknete Krötenbestandteile geraucht. Das Sekret der Kröte, das dem Tier ursprünglich zur Abwehr von Feinden dient, besteht im Wesentlichen aus drei Stoffklassen: Katecholaminen, Bufotoxin und Halluzinogenen.

Spezielle Therapie

Da kein Antidot existiert, erfolgt eine symptomorientierte Behandlung.

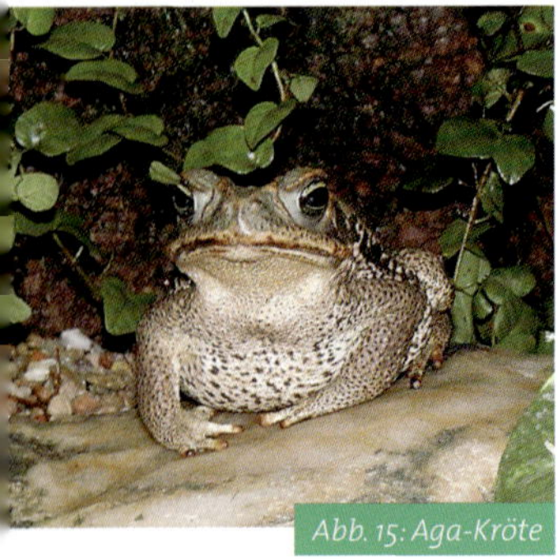

Abb. 15: Aga-Kröte

Vor allem in Australien und in den USA kommt es aufgrund der gewollten psychischen Beeinflussung zum Konsum dieses Giftes. In diesen Ländern ist der Konsum auch strafbar. In Deutschland ist der Handel mit Aga-Kröten legal, aber noch sehr selten.

2.2.2 Ecstasy (XTC)

Erster Blick

- entsprechendes Umfeld, Raver-Disco, Party oder Ähnliches
- Hinweis von Passanten, Angehörigen auf möglichen Ecstasy-Konsum
- Unruhe, Tremor
- Halluzinationen
- starkes Schwitzen.

Diagnose

Die Symptome einer Ecstasy-Intoxikation lassen sich am besten in vier Unterklassen einstufen:

1. Stufe:
- Unruhe
- besonders leicht erregbar
- Schlaflosigkeit
- Tremor
- Mydriasis

2. Stufe:
- Hyperaktivität
- Hypertonie
- Tachykardie
- vermehrte Extrasystolen
- hohes Fieber (> 40 °C)

3. Stufe:
- Angst
- Psychosen
- optische und akustische Halluzinationen, bei regelmäßigem Konsum verstärkt
- Verlust der Urteilsfähigkeit
- Hypertonie bis zu hypertensiven Krisen
- Arrhythmien
- Hyperventilation

4. Stufe:
- Schüttelkrämpfe
- Koma.

Klientel/Umfeld: Patienten sind meistens Jugendliche oder junge Erwachsene. Die typische Notfallsituation ereignet sich in Diskotheken oder privater Partyumgebung.

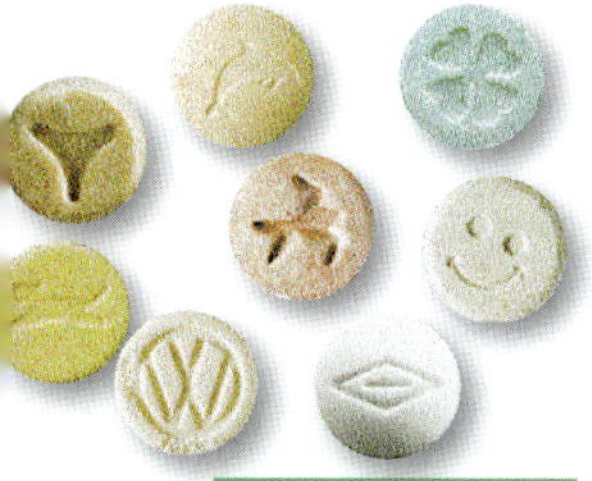

Abb. 16: Verschiedene Ecstasy-Tabletten

Versorgung
Elementartherapie

- Lagerung: bei Bewusstlosigkeit stabile Seitenlage
- Monitoring: Puls, RR, S_pO_2, EKG
- 4 – 6 l/min O_2

Aufgrund der Halluzinationen und Psychosen ist der Patient vor allem durch sich selbst gefährdet und bedarf einer besonderen Aufmerksamkeit. Es sind Fälle bekannt, in denen es unter Ecstasy-Einfluss zu Kurzschlussreaktionen gekommen ist. Die Patienten fühlen sich in diesen Situation zu deutlich mehr in der Lage, als sie tatsächlich leisten können. Die Psychosen treiben verstärkt zu irrationalen Handlungen, so sind etwa Patienten aus Angst vor Fantasiefiguren aus dem Fenster gesprungen im Glauben, fliegen zu können. Die gleichzeitige Hyperaktivität des Patienten erschwert es dem Rettungsfachpersonal, in diesen Situationen die Kontrolle über ihn zu behalten.

Hyperthermie und Hyperaktivität können in Kombination mit einer mangelnden Flüssigkeitsaufnahme schnell zu einem Volumenmangel führen. Im schlimmsten Fall kommt es zum Kreislaufzusammenbruch.

- venöser Zugang und 500 ml NaCl-Infusion zur Volumentherapie (RR-abhängig dosieren)

Ecstasy ist eine typische »Designerdroge«. Sie wird auf chemischem Weg illegal hergestellt und vertrieben und ist besonders beliebt in der Techno-Szene, in der die Droge als Wachmacher gilt und besonders lange Partynächte ermöglichen soll. Die chemische Bezeichnung von Ecstasy lautet 3,4-Methylendioxymethylamphetamin (MDMA).

- *Ecstasy wird mit unterschiedlichen Bezeichnungen gehandelt: Adam, Eve, E, Cadillac, Pink Panther, TC, XTC u.a.*
- *Konsumiert wird Ecstasy in Pillenform. Form, Farbe und Größe der verschiedenen Pillen unterscheiden sich erheblich.*
- *Aufgrund der illegalen Produktion von Ecstasy ist zu beachten, dass weder vom Namen noch von Form, Größe und Farbe auf die Zusammensetzung und auf die jeweilige Wirkweise bzw. Dosis geschlossen werden kann.*
- *Aussagen zu letalen Dosismengen fehlen. Bei chronischen Nutzern wurden bereits Toleranzdosen beobachtet, die dem 100-fachen der üblichen Dosis entsprachen.*

- Absaugbereitschaft herstellen.

Spezielle Therapie

- bei Atemdepression Intubation in Erwägung ziehen
- Gabe von Aktivkohle: 1 g/kgKG
- bei Krämpfen: Gabe von 10 – 20 mg Diazepam i.v.

2.2.3 Ethanol / Alkohol

Erster Blick

- typisches Umfeld für Alkoholkonsum, z.B. Party
- Patient enthemmt bis aggressiv
- charakteristischer Atemgeruch (Foetor alcoholicus).

Diagnose

- Übelkeit, Erbrechen
- Hypotonie
- Dyspnoe bis Apnoe
- vermindertes Kältegefühl
- Mydriasis
- Hypoglykämie
- Hypothermie
- evtl. retrograde Amnesie
- Patient ggf. eingenässt
- Bewusstseinsstörungen bis Bewusstlosigkeit.

Alkohol wird nicht nur über die Magen- und Darmschleimhaut aufgenommen, sondern auch über die Mundschleimhaut. Bereits alkoholische Dämpfe führen zu Symptomen. Dies kann schon eine Gefährdung für Kleinkinder darstellen, die mit Brustwickeln aus alkoholischen Pflanzenextrakten behandelt werden. Im schlimmsten Fall kann dies tödlich enden.

Kinder erreichen aufgrund ihres geringen Körpervolumens bei niedrigen Alkoholmengen nicht nur deutlich schneller hohe Promillewerte, auch die letale Dosis ist deutlich geringer. Alkoholkonzentrationen zwischen 2 – 3‰ enden in 50% der Fälle bei Kindern tödlich.

Alkohol weitet die Hautgefäße in der Peripherie, was eine verstärkte Durchblutung der Haut zur Folge hat (rötliche Hautfarbe). Aus diesem Grund sinkt die Körperkerntemperatur rasch ab. Befindet sich der Patient allein im Freien und wird bewusstlos, droht ihm dort, insbesondere in den Herbst- und Wintermonaten, ggf. der Kältetod.

Ethanol bzw. Alkohol in jeder Form ist das am häufigsten missbrauchte Suchtmittel in Deutschland und steht in der Liste der Intoxikationen an erster Stelle. Die chemische Bezeichnung für Ethanol lautet C_2H_5OH.

Alkohol findet sich nicht nur in entsprechenden Getränken, sondern auch in Medikamenten, Desinfektionsmitteln, Pflegemitteln, Kosmetika und Heizmitteln.

Langzeitmissbrauch kann zu chronischen Erkrankungen z.B. der Leber und des Nervensystems führen. Der Alkoholabusus ist einer der wesentlichen Faktoren, der zur Polyneuropathie führt. Durch Alkohol verursachte Leberschäden wirken sich langfristig auf die Blutgefäße des Pfortadersystems aus. Sie führen im Ösophagus und Analbereich zur Bildung von Varizen. Gerade im Ösophagus können daraus entstehende Blutungen fatale Folgen haben.

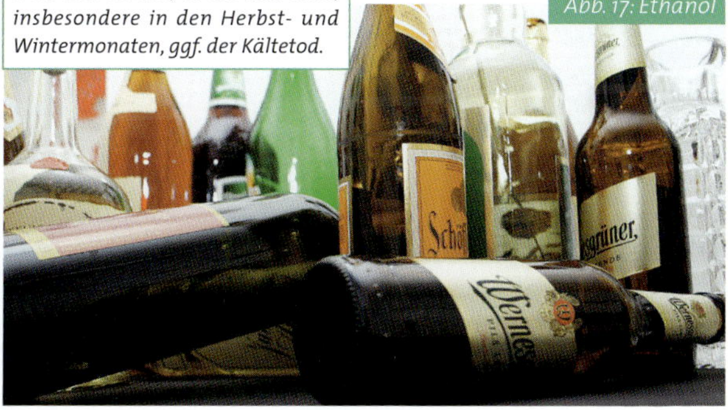

Abb. 17: Ethanol

Wirkungen der verschiedenen Blut-Promillegrenzen

‰-Wert	Stadium	Verhalten
1 – 2‰	Exzitations-stadium	aggressiv, enthemmt, Gleichgewichtstörungen, unsicherer Gang, undeutliche Sprache
2 – 3‰	hypnotisches Stadium	Bewusstseinsstörungen, Tachykardie, verringertes Schmerzempfinden, schlaffer Muskeltonus
3 – 4‰	narkotisches Stadium	Bewusstlosigkeit, kein Schmerzempfinden, weite Pupillen, Tachykardie, Hypotonie, Hypothermie, Hypoglykämie, Einnässen
4 – 5‰	asphyktisches Stadium	tiefes Koma, keine Reflexe, Cheyne-Stokes-Atmung, Atemstillstand

Tab. 1

Klientel/Umfeld: Da Alkohol die beliebteste Droge der Deutschen ist und in jeder Gesellschaftsschicht konsumiert wird, kommt es auch in allen Schichten und Altersklassen zu Missbräuchen von Alkohol und entsprechenden Intoxikationsfällen.

Die typischen Notfallbilder des Alkoholabusus ereignen sich jedoch im Umfeld von Obdachlosen sowie auf Jahrmärkten und anderen Volksfesten.

Versorgung
Elementartherapie

- Lagerung: bei Bewusstlosigkeit stabile Seitenlage
- Monitoring: Puls, RR, S_pO_2, EKG
- Blutzucker messen (erhöhter Blutzuckerverbrauch durch Alkohol)
- 4 – 6 l/min O_2
- venöser Zugang und 500 ml Vollelektrolytlösung zur Volumentherapie (RR-abhängig dosieren)
- Wärmeerhalt.

Spezielle Therapie

- bei Atemdepression Intubation in Erwägung ziehen
- bei Hypoglykämie 20 – 40 ml Glucose 50%.

> - *Bei alkoholisierten Patienten kann es zu spontanen und plötzlichen Stimmungsveränderungen kommen. Diesen kann man am besten mit einer freundlichen, respektierenden Umgangsweise entgegenwirken. Eine unfreundliche, abwertende Behandlung des Patienten führt meist zu einer Steigerung seiner Aggressivität.*
> - *Auf die häufig bei Giftaufnahme empfohlene Aktivkohlegabe kann bei einer Ethanolintoxikation verzichtet werden, da eine Bindung sich nur im Milligrammbereich abspielt. Die Aufnahme von Ethanol liegt im Grammbereich.*
> - *Die einzelnen Stadien können von den Promillewerten unter dem Einfluss anderer Drogen und Stoffe wie z.B. Medikamenten abweichen. Außerdem hängen die Promillewerte und deren Auswirkungen auf den Organismus stark von der Konstitution des jeweiligen Patienten und dem chronischem Trinkverhalten ab.*

2.2.4 Heroin

Erster Blick

- typische Fixerumgebung, ggf. herumliegendes Spritzbesteck
- Hinweise auf Drogenkonsum durch Angehörige
- diverse Punktionsnarben an den Extremitäten
- Miosis, stecknadelkopfgroße Pupillen.

Diagnose

- Zyanose
- Hypotonie
- rasselndes Atemgeräusch, ggf. Lungenödem
- Atemdepression bis Apnoe
- geringe S_pO_2-Sättigung
- Bradykardie/Arrhythmie
- Hypothermie
- Euphorie
- Übelkeit, Erbrechen
- Somnolenz bis Koma
- Krämpfe.

Klientel/Umfeld: oft ungepflegte, verwahrloste Umgebung, an einschlägigen Sammelplätzen der Drogenszene einer Stadt (z.B. Bahnhof, öffentliche Toiletten). Mittlerweile gibt es in immer mehr größeren deutschen Städten

Treffpunkte, an denen Heroinabhängige steriles Besteck erhalten können, diese Umgebung wäre ebenfalls ein typischer Ort für eine Heroinintoxikation.

Das Bild dieses Notfalls runden häufig charakteristische Gegenstände wie Fixerbesteck, Kerze, Löffel und Drogenpäckchen ab.

Wie alle illegalen Drogen wird Heroin über den Schwarzmarkt erworben. Um den Gewinn zu optimieren, wird oftmals versucht, Heroin mit unterschiedlichen Komponenten zu strecken. Dies hat zur Folge, dass Heroin in jeweils unterschiedlichen, dem Abhängigen unbekannten Konzentrationen verbreitet und konsumiert wird.

Diese zusätzlichen Komponenten, z.B. Strychnin, entfalten auch noch einmal ihre toxische Wirkung. Es kommt zu unbeabsichtigten Überdosierungen.

Versorgung
Elementartherapie:

- Lagerung: bei Bewusstlosigkeit stabile Seitenlage
- Monitoring: Puls, RR, S_pO_2, EKG
- 4 – 6 l/min O_2
- venöser Zugang und 500 ml Vollelektrolytlösung zur Volumentherapie (RR-abhängig dosieren)
- Wärmeerhalt.

Wenn notwendig, Taschen und Kleidung des Patienten nur mit großer Vorsicht nach Hinweisen zur Person durchsuchen. In den Taschen können Reste des Fixerbestecks sein, die eventuell mit HIV oder Hepatitis kontaminiert sind.

Heroin entstammt der Gruppe der Opioide. Den entscheidenden Einfluss übt Heroin auf das Atemzentrum aus, dort wird die Empfindlichkeit gegenüber der CO_2-Spannung und der H^+-Konzentration im Blut herabgesetzt. Die Folge ist eine Minderung der Atemtätigkeit, die bis zum totalen Atemstillstand führen kann.

Zudem wird durch das Heroin der Vagusnerv gereizt; es kommt zu typischen Symptomen wie Bradykardie und Miosis.

Abb. 18: Heroin

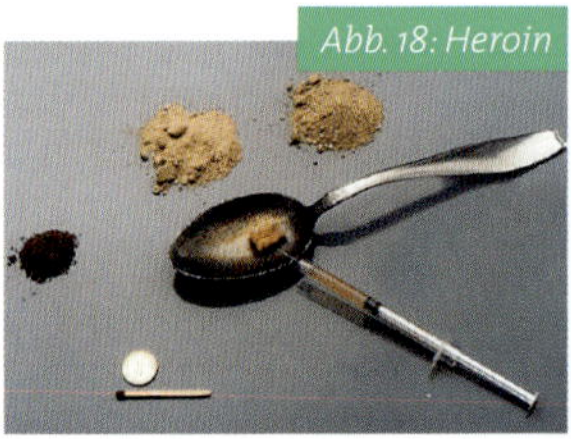

Spezielle Therapie

- bei unzureichender Eigenatmung zunächst mit Beutelbeatmung assistiert beatmen
- Atemfrequenz < 8/min: Intubation in Erwägung ziehen

- *Bei einer Mischintoxikation mit anderen Stoffen muss es nicht zu einer auffälligen Miosis kommen. Gerade in Kombination mit Barbituraten oder Atropin bleibt diese häufig aus.*
- *Die Dosierung von Naloxon muss auf jeden Fall vorsichtig und fraktioniert erfolgen. Es ist empfehlenswerter, den Patienten in einer Bewusstlosigkeit mit ausreichender Spontanatmung zu belassen, als die Wirkung des Heroins mit einer hohen Dosis Naloxon komplett aufzuheben. Ein komplettes Aufklaren des Patienten kann auch zu aggressiven Reaktionen führen.*
- *Da die Halbwertzeit des Naloxons gegenüber dem Heroin verkürzt ist, sollte darauf geachtet werden, rechtzeitig das Naloxon nachzudosieren, damit es nicht zu einer erneuten Atemdepression durch das Heroin kommt. Naloxon kann nicht überdosiert werden, da es lediglich die durch das Heroin besetzten Rezeptoren wieder frei gibt. Es kann also auch zur Differenzialdiagnostik bei einer fraglichen Heroinintoxikation verwendet werden.*

- Antidottherapie: 0,4 – 2 mg Naloxon i.v. (titrierte Gabe)
- bei toxischem Lungenödem: PEEP-Beatmung, Diuretika meist wenig effektiv
- bei Krampfanfällen: 10 – 20 mg Diazepam i.v.

2.2.5 Kokain

Erster Blick

- Hinweise auf Drogenkonsum durch Angehörige und andere Nahestehende
- euphorische Erregungszustände, Patient neigt zu Selbstüberschätzung
- Unruhezustände, Zittern.

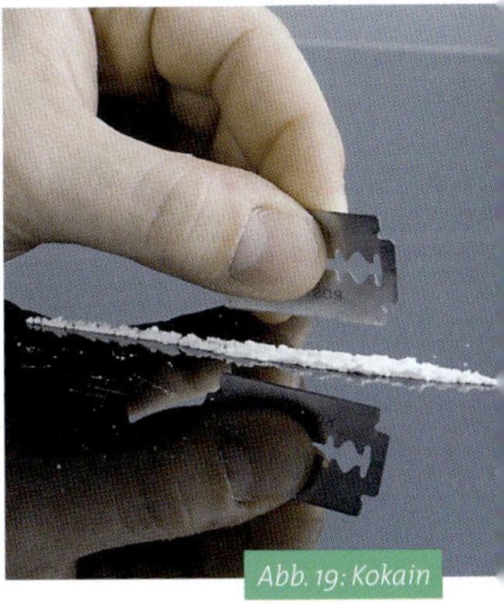

Abb. 19: Kokain

In der so genannten Stimulationsphase kann es zu einer verstärkten Aggression des Patienten kommen, durch die auch die behandelnden Personen einer gewissen Gefahr ausgesetzt sind. Halluzination und Selbstüberschätzung fördern die Fremd- und Selbstgefährdung.

Die letale Dosis kann stark variieren. Über die Mundschleimhäute aufgenommen liegt sie je nach Empfindlichkeit zwischen 0,5 und 1 g. Intravenös kann bereits eine Dosis von 2–16 mg letale Folgen haben. Zudem spielen Verunreinigungen in dieser Szene eine große Rolle, sodass es auch erst bei deutlich höheren Dosen zu tödlichen Folgen kommen kann.

Diagnose

- Hypertonie
- Thoraxschmerzen
- Herzrhythmusstörungen
- Tachykardie
- ventrikuläre Extrasystolen
- evtl. Asystolie
- flache, unregelmäßige Atmung bis zur Apnoe
- Hyperthermie bis 42 °C
- Mydriasis
- Kokainschock bei Überempfindlichkeit
- Bradykardie
- extreme Blässe
- Bewusstseinsstörungen bis zur Bewusstlosigkeit.

Versorgung

Elementartherapie

- Lagerung: bei Bewusstlosigkeit stabile Seitenlage
- Monitoring: Puls, RR, S_pO_2, EKG
- 4–6 l/min O_2

Kokain wird aus den Blättern des Cocastrauches gewonnen. Es ist ein weißes, flockiges Pulver, das in den meisten Fällen über die Schleimhäute, vornehmlich die Nasenschleimhäute, aufgenommen wird. Kokain kann alternativ in Getränken vermischt, in Zigaretten geraucht oder auch gespritzt werden.

Kokain verfügt über zwei Wirkmechanismen: Zum einen führt es zu einer verstärkten Dopamin- und Noradrenalinausschüttung, zum anderen hemmt es die Katecholaminaufnahme. Die Folge ist eine deutlich gesteigerte Sympathikusaktivität.

Kokain wird u.a. auch: Coke, Charly, White Stuff, Koks, Schnee oder Grammophonplatte genannt. Ein wesentlich stärkeres Suchtpotenzial geht von Crack aus, einem Abkömmling des Kokains. Es besteht aus einer Mischung von Kokain und Backpulver und ergibt erhitzt eine Kokainbase, die einen niedrigen Schmelzpunkt hat und geraucht werden kann.

- venöser Zugang und 500 ml Vollelektrolytlösung zum Offenhalten
- Blutzucker-Messung.

Spezielle Therapie

- Sedierung mit Benzodiazepinen, z.B. 5 – 10 mg Diazepam
- keine Betarezeptorenblocker- oder Lidocaingabe (Verstärkung der Symptome).

2.2.6 Liquid Ecstasy

Erster Blick

- Hinweise auf Drogenkonsum durch Angehörige und andere Nahestehende
- Intensivierung der Sinne
- Euphorie, Rededrang.

Diagnose

- Hypotonie
- Bradykardie

Zusammen mit Opiaten oder Alkohol eingenommen, kann es zu wirkungsverstärkenden Interaktionen kommen.

Wirkeintritt ist nach 10 – 20 Minuten und kann abhängig von der Konstitution des Konsumenten, der Menge und der Einnahme weiterer Substanzen bis zu drei Stunden andauern.

Bei Liquid Ecstasy handelt es sich um Gammahydroxybuttersäure (GHB). Es steht nicht im Zusammenhang mit Ecstasy, sie unterscheiden sich in Zusammensetzung und Wirkweise.

Liquid Ecstasy ist farblos und wird meist in flüssiger Form oral konsumiert, seltener als Pulver. Der leicht bittere, salzige Geschmack wird mit Getränken gemischt und in der Regel meist nicht mehr wahrgenommen. Gammahydroxybuttersäure ist zudem Bestandteil einiger Medikamente.

- Ateminsuffizienz
- Übelkeit, Erbrechen
- Aggressivität
- Sprachstörungen
- evtl. Bewusstlosigkeit
- Krämpfe.

Versorgung
Elementartherapie

- Lagerung: bei Bewusstlosigkeit stabile Seitenlage
- Monitoring: Puls, RR, S_pO_2, EKG
- 4 – 6 l/min O_2
- venöser Zugang und 500 ml Vollelektrolytlösung zur Volumentherapie (RR-abhängig dosieren)
- Patienten beruhigen.

Spezielle Therapie

- Aktivkohlegabe: 1 g/kgKG
- bei Krampfanfällen: 5 – 10 mg Diazepam i.v.
- Antidottherapie: 1 – 4 mg initial Physostigmin i.v., alle 20 min wiederholen.

> - *Liquid Ecstasy wird in der Szene unter verschiedenen Namen gehandelt: Cherry Menth, Easy Lay, Fantasy, G-Juice, Home Boy, Pearl, Salty Water oder Soap.*

2.2.7 *Methanol*

Erster Blick

- Hinweise auf Methanol in unmittelbarer Umgebung, z.B. durch Angehörige u.a.
- Kopfschmerzen, Schwindel
- Erregungszustände.

Diagnose

- Übelkeit
- Sehstörungen
- Zyanose
- Polyneuropathie
- Rückenschmerzen
- evtl. Bewusstlosigkeit
- evtl. Krämpfe.

> *Primär ist eine Methanolvergiftung mit einer Ethanolvergiftung vergleichbar. Ein wesentlicher Unterschied ist die Beeinträchtigung der Augen, die unter Ethanol nicht existiert.*

Klientel/Umfeld: Vielfach sind Kinder betroffen, die aus Neugier methanolhaltige Produkte probieren. Charakteristisch für einen solchen Notfall ist meist eine Werkstatt bzw. ein Ort, an dem chemische Produkte aufbewahrt werden.

Eine zweite Gruppe, bei der eine Methanolvergiftung möglich ist, sind Personen, die selbst gebrannten Alkohol mit einem zu hohen Methanolgehalt konsumieren.

> *Methanol ist olfaktorisch nicht von Ethanol zu unterscheiden, hat aber bei der Intoxikation schwerwiegendere Folgen.*

Versorgung
Elementartherapie

- Lagerung: bei Bewusstlosigkeit stabile Seitenlage
- Monitoring: Puls, RR, S_pO_2, EKG

- 4 – 6 l/min O_2
- bei Beeinträchtigung der Augen: Patienten nicht allein lassen und beruhigen.

Methanol ist ein enger chemischer Verwandter des Ethanols, die chemische Formel lautet: CH_3OH.

Methanol kommt heutzutage vor allem in Frostschutz- und Lösungsmitteln vor. Früher wurde es auch Brennspiritus zugesetzt. Es kann zu Methanolbildung bei selbst gebranntem Alkohol kommen.

- *Die Vergiftung durch Methanol erfolgt durch dessen Abbauprodukt, die Ameisensäuren.*
- *Der Abbau von Ethanol erfolgt über das gleiche Enzym wie bei Methanol, allerdings wird der Körper bei gleichzeitigem Angebot zunächst vermehrt Ethanol abbauen. In der Klinik wird man daher versuchen, den Blutalkoholspiegel über einen längeren Zeitraum zwischen 0,5 und 1‰ zu halten, sodass Methanol möglichst langsam abgebaut und somit keine Schädigung hervorgerufen wird.*

Spezielle Therapie

- bei Atemdepression: Intubation in Erwägung ziehen
- bei zeitnaher Ingestion und bewusstseinsklarem Patienten: Magenspülung durchführen
- bei Krämpfen: Gabe von 10 – 20 mg Diazepam i.v.

2.2.8 Psilocybinhaltige Pilze

Erster Blick

- Hinweise auf Drogenkonsum durch Angehörige u.a.
- Erregung, Euphorie
- Angst, Halluzinationen.

Diagnose

- Übelkeit/Erbrechen
- Schläfrigkeit
- Gleichgewichtsstörungen
- Tachykardie
- Hypotonie (auch Hypertonie möglich).

Klientel/Umfeld: Psilocybinhaltige Pilze werden hauptsächlich von jungen Erwachsenen zur Bewusstseinsveränderung

Wie bei den meisten Drogen lässt sich eine gesicherte Diagnose meist nur mit dem Auffinden von entsprechenden Pilzen oder den Angaben des Patienten, dessen Angehörigen oder Freunden begründen.

konsumiert. Eine Behandlung wird häufig erst bei ausgeprägten Angstzuständen nötig. Die betroffenen Personen oder Freunde wenden sich dann meist auskunftsbereit an entsprechende Institutionen wie den Hausarzt, den ärztlichen Notdienst oder den Rettungsdienst.

Die Wirkweise der Droge kann vom Konsumenten nur schwer eingeschätzt werden. So kann es zu Nachdosierungen mit Gefahr der Überdosierung kommen, noch bevor die erste Dosis ihr Wirkspektrum entfaltet. Die Wirkung, die stark von der Konstitution des Konsumenten abhängig ist, kann bei mehrfacher Einnahme zur Toleranzentwicklung führen.

Die Toxizität ist eher als gering einzustufen. Im Vordergrund der Behandlung stehen die psychische Komponente und die daraus resultierenden Gefahren.

Da psilocybinhaltige Pilze auch auf heimischen Wiesen wachsen, kann es zu versehentlichen Intoxikationen kommen.

Versorgung
Elementartherapie

- Lagerung: bei Bewusstlosigkeit stabile Seitenlage

Bestandteile des Psilocybin verfügen über ähnliche Wirkungen wie Serotonin im zentralen Nervensystem. Psilocybin kann vom Körper rasch in Psilocin umgewandelt werden, das die Blut-Hirn-Schranke passiert und auf Neocortex, Hippocampus und Thalamus wirkt. An diesen Stellen führt es dann zu bewusstseinsverändernden Prozessen.

- *Die Wirkstoffe der Pilze werden rasch resorbiert und besitzen eine geringe Toxizität. Eine Magenspülung ist meist nicht notwendig.*
- *Zu den halluzinogen Pilzen werden gezählt: Psilocybe (Kahlkopf), Panaeolus (Düngerling), Copelandia (Flämmling). In der Szene werden die Pilze als Magic Mushrooms, Rauschpilze oder in Anlehnung an den Wirkstoff als Psilos bezeichnet.*

- Monitoring: Puls, RR, S_pO_2, EKG
- venöser Zugang und 500 ml Vollelektrolytlösung zur Volumentherapie (RR-abhängig dosieren)
- Beruhigen des Patienten
- Patienten nicht unbeaufsichtigt lassen und vor Eigengefährdung schützen.

Spezielle Therapie

- Aktivkohlegabe: 1 g/kgKG
- bei ausgeprägten Angstzuständen: Gabe von 10 – 20 mg Diazepam i.v.

2.2.9 THC / Cannabis / Haschisch / Marihuana

Erster Blick

- Hinweise auf Drogenkonsum durch Angehörige und andere Nahestehende
- Umfeld weist auf Haschischmissbrauch hin, z.B. Haschischpfeifen
- Euphorie, aber auch Antriebslosigkeit
- evtl. Halluzinationen
- Redseligkeit
- Glücksgefühl.

Diagnose

- erst Hypertonie, später oft Hypotonie
- Tachykardie, in hohen Dosen Bradykardie
- gerötete Augen
- Mydriasis
- Dyspnoe
- Mundtrockenheit und Durstgefühl.

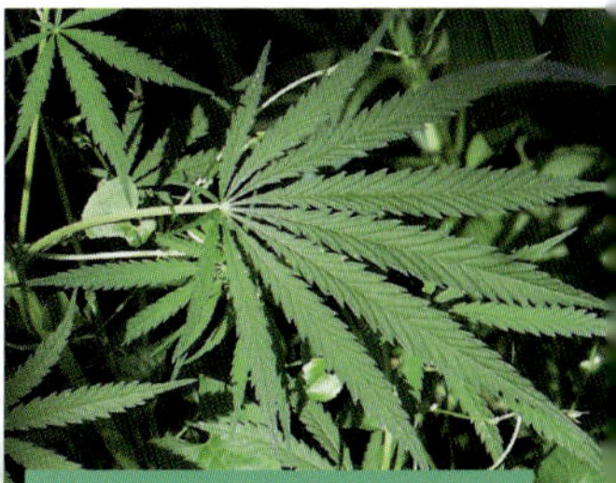

Abb. 20: Hanfpflanze (Cannabis)

Klientel/Umfeld: THC wird meist im privaten Umfeld konsumiert. Es wird in der Regel inhaliert, daher finden sich oft entsprechende Hilfsmittel oder Überreste in der Wohnung des Patienten. Häufig ist ein typischer Geruch wahrzunehmen. Besonders unter Jugendlichen ist der Konsum beliebt. Da sie aufgrund der mangelnden Erfahrung die Dosierung und Wirkung nicht richtig einschätzen können, wenden sie sich dann gegebenenfalls auch an den Rettungsdienst.

Die Ausprägung der einzelnen Symptome kann sich stark unterscheiden. Dies ist vor allem abhängig vom Konsumverhalten, der Menge, der Regelmäßigkeit und der Konstitution des Konsumenten.

Da THC eine relativ günstige Droge ist, wird es in allen sozialen Schichten konsumiert.

Bei Cannabis handelt es sich um eine natürliche Droge, weshalb die genaue Dosierung das größte Problem darstellt und es zu ungewollten Überdosierungen kommen kann. Die durch Cannabis verursachte Selbstüberschätzung führt zu weiterem unkontrollierten, überdosierten Konsum.

Lange Zeit wurden die Spätfolgen des Cannabiskonsums unterschätzt. Neuere Studien haben ergeben, dass gerade ein früher Beginn von THC-Konsum zu Störungen in der Persönlichkeitsentwicklung führt.

Versorgung

Elementartherapie

- Lagerung: bei Bewusstlosigkeit stabile Seitenlage
- Monitoring: Puls, RR, S_pO_2, EKG
- venöser Zugang und 500 ml Vollelektrolytlösung zur Volumentherapie (RR-abhängig dosieren)
- Patienten beruhigen.

Spezielle Therapie

- bei Dyspnoe Intubation in Erwägung ziehen
- bei stark ausgeprägten Erregungs- und Angstzuständen: Gabe von 10 – 20 mg Diazepam.

Cannabis ist im deutschen Sprachraum besser bekannt unter dem Begriff Hanf. Der Wirkstoff heißt Tetrahydrocannabinol (THC).

Im Wesentlichen wird unterschieden zwischen Haschisch und Marihuana. Bei Haschisch handelt es sich um das Harz der Hanfpflanze. Wird es erwärmt, kann es zerbröselt, anschließend mit Tabak vermischt und in Zigarettenform konsumiert werden. Cannabis wird in den meisten Fällen inhaliert, alternativ aber auch in Keksen verbacken oder in Tee oder Kakao aufgelöst. Cannabis ist die weltweit am meisten konsumierte illegale Droge und auch unter Szenenamen wie Bar, Brock, Brown, Dope, Gras, Kiff, Pot(t) oder Shit bekannt. Als Marihuana werden die getrockneten Blätter und Blüten der Cannabispflanze bezeichnet. Der THC-Gehalt wurde durch immer neue Züchtungen gesteigert.

Die Toxizität von Cannabis ist eher gering, von Todesfällen durch den Konsum wurde noch nicht berichtet. Das größte Problem ist nicht physiologischer, sondern psychischer Art. Es ist also besonders wichtig, auf Bedürfnisse einzugehen, z.B. durch Beruhigung oder Aufklärung über die momentane Situation.

2.3 Chemische Verbindungen

Auch durch chemische Substanzen kann es zu Intoxikationen kommen. Einen Schwerpunkt bilden Unfälle, bei denen es zu versehentlichen Intoxikationen gekommen ist. Dabei sind nicht nur Kinder gefährdet – auch Erwachsene werden nicht selten Opfer solcher Unfälle. Ursache ist häufig die Aufbewahrung chemischer Substanzen in Getränkeflaschen, sodass es zu Verwechslungen kommt. Bei den meisten dieser Stoffe handelt es sich um Mischungen von Substanzen wie Alkoholen, aromatischen Alkylphosphaten und aliphatischen Kohlenwasserstoffen. Sie werden hier alle unter dem Kapitel Lösungsmittel zusammengefasst, da es bei fast allen Stoffen dieser Gruppe zu ähnlichen Symptomen kommt. Somit gestaltet sich auch die Therapie sehr ähnlich.

Zumeist durch Unfälle verursacht sind Vergiftungen durch Ammoniak und Chlorgase. Obwohl diese Gase einen üblen Geruch verbreiten, kommt es immer wieder zu Vergiftungen, vor allem bei der Arbeit mit diesen Stoffen. Vollkommen geruchlos ist dagegen das Kohlenmonoxid. In Zeiten von Kohleöfen war dieses Gas oftmals verantwortlich für einen plötzlichen nächtlichen Tod. Heute geschieht dies immer seltener, stattdessen wächst im Verhältnis dazu die Zahl der Suizide durch Kohlenmonoxid.

Zum Suizid missbraucht werden oftmals noch alte Restbestände an Alkylphosphaten. Das Bekannteste davon ist das E 605. Diese Stoffe haben nicht nur eine hohe Letalitätsrate, von ihnen geht auch ebenso wie vom Kohlenmonoxid ein hohes Gefahrenpotenzial für die Ersthelfer und das Rettungsfachpersonal aus.

Die abschließend hier behandelte Gruppe besteht aus Schaumbildnern und Seifen. Häufig werden diese Mittel als nicht gefährlich eingeschätzt und entsprechend sorglos aufbewahrt. Gelangen diese Substanzen allerdings in die Hände von Kindern oder von dementen älteren Menschen, kann das fatale Folgen haben. Diese Stoffe werden oral aufgenommen, fangen beim Erbrechen meist zu schäumen an und haben dann in ihrer Endstrecke schwerwiegende Aspirationen zur Folge.

2.3.1 Alkylphosphate (E 605)

Erster Blick

- Hinweis auf den Giftstoff, z.B. Blauverfärbung des Mundes und der Lippen; leere Packungen
- extremer Gestank des Alkylphosphates
- vermehrte Speichel-, Tränen-, Schweiß- und Bronchialsekretion
- tonisch-klonische Krämpfe.

Diagnose

- Sehstörungen, Kopfschmerzen
- Angst
- Übelkeit, Erbrechen
- Zyanose
- Koma
- Miosis
- Bradykardie
- Hypotonie
- Hypothermie
- Atemgeräusche (ähnlich denen eines Lungenödems)
- Atemstillstand
- Muskelzuckungen (Augenlider, Gesichtsmuskulatur).

Klientel/Umfeld: Einer Umfrage zufolge, bemerkten bereits 30 – 50% der Landwirte und Gärtner, die mit Alkylphosphaten arbeiteten, in der Folge gesundheitliche Beeinträchtigungen. Schwerwiegende Vergiftungen mit den genannten Stoffen haben zum größten Teil einen suizidalen Hintergrund.

Da es sich bei Alkylphosphaten um Kontaktgifte mit einem hohen Wirkpotenzial handelt, besteht auch eine besondere Gefährdung für den Ersthelfer und das Rettungsdienstpersonal. Daher muss als erstes immer auf einen ausreichenden Eigenschutz geachtet werden. Bei einer Atemlähmung darf aus diesem Grund unter keinen Umständen eine Mund-zu-Mund- oder Mund-zu-Nase-Beatmung durchgeführt werden. Ist dies dennoch erfolgt, müssen auch die Helfer in der Klinik vorgestellt werden, da es auch nach mehreren Stunden noch zu einer Symptomausprägung kommen kann.

Versorgung
Elementartherapie

- Lagerung: bei Bewusstlosigkeit stabile Seitenlage
- Monitoring: Puls, RR, S_pO_2, EKG
- 6 – 10 l/min O_2

- Speichel absaugen
- venöser Zugang und 500 ml Vollelektrolytlösung zum Offenhalten
- bei Ateminsuffizienz: Masken-Beutel-Beatmung und frühzeitig Intubation erwägen
- Wärmeschutz und Wärmezufuhr.

Alkylphosphate hemmen den Acetylcholinabbau im synaptischen Spalt. Es kommt zu einem Anstieg des Acetylcholins und somit zu einer Überstimulation der Rezeptoren. In der Folge entsteht schließlich eine Unterbrechung der synaptischen Überleitung. Dies geschieht sowohl im peripheren als auch im zentralen Nervensystem.

Durch die Lähmung der Atemmuskulatur und eine erhöhte Bronchialsekretion droht dem Patienten der Tod durch Ersticken.

- *Bei der Behandlung mit Atropin ist das Ziel eine leichte Tachykardie mit > 90/min*
- *Zu den Alkylphosphaten gehören folgende Produkte: E 605 (das wohl bekannteste), das aus der Gruppe der Parathione stammt, sowie Nitrostigmin®, Metasystox®, Rogor®, Roxion®, Dipterex®, Dimecron 20® und andere.*

Spezielle Therapie

- in leichten Verdachtsfällen 1 mg Atropin i.v.
- bestätigte Intoxikation: 2 – 5 mg Atropin initial i.v., alle 10 Minuten wiederholen, bis Eigenatmung normalisiert
- wenn möglich, noch vor Ort (nach erfolgter Intubation) Magenspülung
- nach Magenspülung: Gabe von 1 g/kgKG Aktivkohle
- bei Krämpfen: 10 – 50 mg Diazepam i.v.

2.3.2 Chlorgas / Ammoniak

Erster Blick

- Anamnese, die auf Ammoniak- oder Chlorgas-Intoxikation hinweist, z.B. Reinigungs- oder Reparaturarbeiten im Schwimmbad oder am privaten Pool
- Schmerzen in den oberen Atemwegen.

Diagnose

- Husten
- Übelkeit, Erbrechen
- Zyanose
- Sehstörungen

- evtl. Lungenödem (Rasselgeräusche, Stridor)
- Tachypnoe bis zur Dyspnoe
- gerötete, tränende Augen
- selten: Bewusstlosigkeit.

Ammoniak und Chlor sind zwei Substanzen, die vor allem im privaten Bereich zu Vergiftungen führen können. Da sie eine annähernd gleiche Symptomatik hervorrufen, werden sie hier zusammengefasst. Ammoniak ist ein farbloses, geruchsintensives, nicht brennbares Gas. Es wird von Wasser sehr gut aufgenommen (Salmiakgeist). In Kontakt mit Wasser, also auch der menschlichen Schleimhautoberfläche, reagiert Ammoniak unter Bildung von Wärme. Im privaten Haushalt ist Ammoniak vornehmlich als Insekten- und Unkrautvernichtungsmittel zu finden. Außerdem kam es früher als Kühlmittel zum Einsatz, kommt aber in diesem Bereich immer seltener vor. Chlor wird im Wesentlichen zum Bleichen und Desinfizieren verwendet. In Badeanstalten wird es zur Desinfektion des Wassers eingesetzt. Dabei kommt es immer wieder zu Unfällen, bei denen Chlorgas aus Behältern und Leitungen austritt.

Versorgung
Elementartherapie

- Lagerung: bei Bewusstlosigkeit stabile Seitenlage
- Monitoring: Puls, RR, S_pO_2, EKG
- 6 – 10 l/min O_2
- venöser Zugang und 500 ml Vollelektrolytlösung zum Offenhalten.

Durch eine massive Reizung der Atemwege wird die Entstehung eines Lungenödems gefördert. Es kann zur Ausbildung eines Glottisödems sowie zum reflektorischen Laryngospasmus kommen. All diese Faktoren sorgen in Kombination für eine schwere Beeinträchtigung der Atemwege und somit auch für eine Sauerstoffunterversorgung des gesamten Organismus.

Der Grad der Schädigung hängt bei beiden Gasen vom Anteil des Gases in der Umgebungsluft und der Expositionsdauer ab.

Spezielle Therapie

- bei unzureichender S_pO_2-Sättigung (< 80%): Intubation und Beatmung in Erwägung ziehen
- Kortikoidtherapie: z.B. 250 mg Prednisolon oder Solu-Decortin®
- bei Exposition der Augen: Augen gründlich von medial nach lateral mit Wasser spülen.

- *Beide Substanzen sind meist gasförmig vorhanden. In Wasser gelöst, sind sie ebenfalls an ihrem unverkennbaren Geruch zu identifizieren.*
- *Da eine kleine Menge ausreicht, um frühzeitig in der Luft wahrgenommen zu werden, kommt es meistens nicht zu größeren Schädigungen.*
- *Wird allerdings ein bestimmter MAK-Wert oder eine entsprechende Expositionsdauer überschritten, kann es zu oben beschriebenen, stark einschränkenden Symptomatiken kommen. Es ist daher an den Eigenschutz zu denken und die Rettung muss unter Umständen unter Atemschutz erfolgen.*
- *Die toxische Wirkung und das Auftreten der ersten Symptome erfolgen häufig mit einer mehrstündigen zeitlichen Verzögerung. Daher ist eine gründliche Anamnese bei diesem Krankheitsbild besonders wichtig.*

2.3.3 Kohlenstoffmonoxid

Erster Blick

- Hinweis auf Kohlenmonoxidvergiftung durch Suizid (z.B. Autoabgase)
- Kurzatmigkeit
- Bewusstseinstrübungen bis Bewusstlosigkeit.

Diagnose

- Kopfschmerzen
- Müdigkeit
- Übelkeit, Erbrechen
- Brustschmerzen
- Krämpfe
- Hypotonie
- Arrhythmien
- Senkung der ST-Strecke im EKG
- Lungenödem
- Dyspnoe
- Retinablutung, Sehstörungen bis Erblindung
- Hörstörungen/-verlust.

Bei geringen Kohlenmonoxidkonzentrationen kann es auch zu einer schleichenden Vergiftung kommen. Die Symptome können dann mit denen eines grippalen Infekts verwechselt werden. Bei der Betrachtung sind daher auch Begleitumstände zu bedenken, wie etwa der plötzliche Tod des Haustieres oder verwelkte Zimmerpflanzen. Selbstverständlich ist eine entsprechende Expositionsquelle dafür Voraussetzung, z.B. eine alte oder unregelmäßig gewartete Heizquelle.

Klientel/Umfeld: Die typische Kohlenmonoxidvergiftung ereignet sich heutzutage zumeist als Suizid in einer

Garage. Undichte Stellen an Tor und Türen werden dabei abgedichtet. Häufig werden die Abgase mittels eines Schlauches direkt ins Auto geleitet. Intoxikationen durch unvollständige Verbrennungen, wie sie z.B. in alten

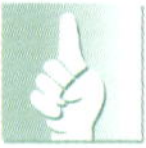

Bei einer Vergiftung durch Kohlenmonoxid ist die Gefährdung für Rettungsdienstmitarbeiter besonders hoch. Gerade bei Kohlenmonoxidintoxikationen mit suizidalem Hintergrund ist die Konzentration in der Umgebungsluft stark erhöht. Je höher der Volumenanteil an der Umgebung, desto kürzer ist der Zeitraum, bis eine toxische oder letale Dosis erreicht ist.

In der klassischen Suizidsituation mit Hilfe von Autoabgasen in der Garage muss eine Rettung aus dem Gefahrenbereich unter Atemschutz durchgeführt werden.

Eine erhöhte Kohlenmonoxidkonzentration bedeutet weiterhin auch eine erhöhte Explosionsgefahr. Offenes Licht oder Funkenbildung sind zu vermeiden.

Das besondere Problem ist die bis zu 300-fach höhere Bindung des Kohlenmonoxids an das Hämoglobin gegenüber dem Sauerstoff. Durch Besetzung des Hämoglobins durch Kohlenmonoxid kann dieses deutlich schlechter mit Sauerstoff gesättigt werden. Es kommt zu einer Sauerstoffunterversorgung des Gewebes.

Öfen vorkommen können, werden immer seltener.

Versorgung
Elementartherapie

- Lagerung: bei Bewusstlosigkeit stabile Seitenlage
- Monitoring: Puls, RR, EKG
- 10 l/min O_2
- venöser Zugang zum Offenhalten
- Schutz vor Wärmeverlust (Wärmeproduktion verbraucht Sauerstoff).

Kohlenmonoxid ist ein geschmack-, farb- und geruchloses Gas, das bei unvollständigen Verbrennungen von kohlenstoffhaltigen Feststoffen oder Gasen entsteht. Defekte an der Be- und Entlüftung von Heizgeräten führen immer wieder zu Intoxikationen. Die chemische Formel von Kohlenmonoxid lautet CO. Es kommt unter natürlichen Umständen nur zu 0,03% in der Umgebungsluft vor.

Spezielle Therapie

- Intubation, PEEP-Beatmung mit $FiO_2 = 1{,}0$
- bei Krämpfen: Gabe von 5 – 10 mg Diazepam i.v.
- bei ventrikulären Rhythmusstörungen: 1 mg/kgKG Lidocain i.v.

- *Eine Messung der Sauerstoffkonzentration über den S_pO_2-Sensor wird verfälschte Werte ergeben und ist daher als nicht aussagekräftig zu betrachten.*
- *Bei absichtlichen Intoxikationen sollte auch immer an eine Kombination mit Sedativa oder Hypnotika gedacht werden. Verpackungen in der Nähe des Patienten wären ein Anzeichen dafür.*

2.3.4 Lösungsmittel

Erster Blick

- Hinweis auf Lösungsmittelvergiftung durch herumstehende Flaschen wie Lackentferner, Frostschutzmittel, Benzin oder Farbverdünner

Lösungsmittel werden sehr schnell aufgenommen. Die Exposition erfolgt dann oftmals aus Versehen über den Mund in den Magen-Darm-Trakt. Des Weiteren kann es zu Inhalationsunfällen oder der Aufnahme über die Haut kommen. Hauptgefahr im Kontakt mit Lösungsmitteln ist die Reizung der Schleimhäute im Mund- und Atemwegsraum. Aufgrund der geringen Viskosität und Oberflächenspannung verteilen sich Lösungsmittel sehr leicht auf den Schleimhäuten und benetzen auch tiefe Lungenabschnitte.

- Halluzinationen
- Kopfschmerzen
- Sehstörungen
- Husten.

Diagnose

- Bewusstlosigkeit
- Erregung/Euphorie
- Zyanose
- Krämpfe
- Tachypnoe
- Ateminsuffizienz
- Lungenödem
- Herzrhythmusstörungen
- bei chronischer Intoxikation: Ikterus (Leberschäden).

Klientel/Umfeld: Häufig sind in Getränkeflaschen umgefüllte Lösungsmittel Grund für eine unbeabsichtigte Intoxikation. Diese geschehen meist im privaten Umfeld.

Versorgung

Elementartherapie

- Lagerung: bei Bewusstlosigkeit stabile Seitenlage
- Monitoring: Puls, RR, S_pO_2, EKG
- 4 – 6 l/min O_2
- venöser Zugang und 500 ml Vollelektrolytlösung zur Volumentherapie (RR-abhängig dosieren)

- bei Schockzeichen: Vor dem Einsatz von Katecholaminen eine ausgeprägte Volumentherapie einleiten und den Patienten in Schocklage lagern.
- Wärmeverlust und aktive Bewegung des Patienten vermeiden.

Wegen der euphorischen Wirkung auf das zentrale Nervensystem werden Lösungsmittel zumeist unter Jugendlichen als günstige Ersatz-Rauschdroge missbraucht. Dies wird auch als Sniffing oder Huffing bezeichnet.

Lösungsmittel sind heterogene Substanzen, die aus Alkoholen, aromatischen Aminen und aliphatischen Kohlenwasserstoffen zusammengesetzt sind. Einzelne Lösungsmittel unterscheiden sich deutlich in ihrer Zusammensetzung, daraus resultiert ein entsprechend breit gefächertes Feld an Symptomen.

- *Bei bestimmten Lösungsmitteln besteht eine erhöhte Empfindlichkeit des Herzens gegenüber Adrenalin, was bei einer Therapie bedacht werden sollte.*
- *Nach peroraler Aufnahme unter keinen Umständen ein Erbrechen des Lösungsmittels provozieren. Erhebliche Gefährdung durch Aspiration.*
- *Wenn möglich, Reste des Lösungsmittels sicherstellen und mit in das Krankenhaus nehmen, damit eventuell eine lösungsmittelspezifische Behandlung erfolgen kann und zu erwartende Organschäden besser eingegrenzt werden können.*
- *Auch nach Aufnahme vermeintlich kleiner Mengen sollte eine Einweisung in ein Krankenhaus zur Beobachtung des Patienten erfolgen, da es bei Lösungsmitteln zu einer zeitlich versetzten Symptomatik kommen kann.*
- *Zu den oben erwähnten Schnüffelstoffen gehören: Frostschutzmittel, chemische Reiniger, Haushaltskleber, Fensterreiniger, Lackentferner, Farbenverdünner, Benzin, Gasfeuerzeugfüllungen und Feuerlöscherfüllungen.*

Spezielle Therapie

- bei Atembeschwerden frühzeitig Intubation in Erwägung ziehen
- Gabe von Aktivkohle: 1 mg/kgKG
- bei Krämpfen: 10 – 50 mg Diazepam i.v.
- betroffene Hautareale unter fließendem Wasser spülen
- bei betroffenen Augen: Augenspülung von medial

nach lateral, um das nicht betroffene Auge zu schonen.

2.3.5 Schaumbildner

Erster Blick

- Hinweis auf Intoxikation mit Schaumbildnern durch herumstehende Flaschen, z.B. Spülmittel oder Waschmittel.

Diagnose

- Übelkeit/Erbrechen
- Husten
- gerötete Augen.

Klientel/Umfeld: Typischerweise sind meist Kinder betroffen, da verschiedene Seifenprodukte aufgrund ihrer Färbung und Verpackung Interesse wecken und daher probiert werden. Normalerweise lassen Kinder wegen des Geschmacks schnell davon ab.

Die zweite betroffene Patientengruppe stellen verwirrte, meist ältere Menschen dar. Sie können entsprechende Produkte auch in größeren Mengen zu sich nehmen. Eine darauf folgende Aspiration kann zum Tod der Patienten führen.

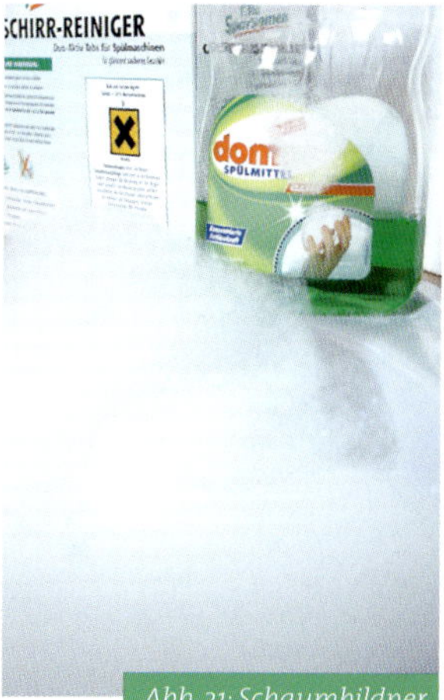

Abb. 21: Schaumbildner

Bei der Inhalation von Waschmittelstaub kann es vor allem bei Kindern zu einem Laryngospasmus, Verätzungen der Lunge und einer Pneumonie kommen.

Wurden Schaumbildner getrunken oder gegessen, dürfen diese auf gar keinen Fall erbrochen werden, da hierdurch eine Schaumbildung gefördert wird und der Schaum eine Aspirationsgefahr darstellt.

Versorgung
Elementartherapie

- Lagerung: nach Wunsch des Patienten, bei Bewusstlosigkeit stabile Seitenlage
- Monitoring: Puls, RR, S_pO_2, EKG
- 4 – 6 l/min O_2
- venöser Zugang und 500 ml Vollelektrolytlösung zum Offenhalten.

Zu den Schaumbildnern gehören alle Seifen und Waschmittel. Meist besteht die größte Gefahr in der Schaumbildung im Magen. Der Schaum kann durch Aufsteigen in der Speiseröhre in die Lunge gelangen und aspiriert werden.

Spezielle Therapie

- Atemwege sichern und Intubation in Erwägung ziehen
- nach Aufnahme fester oder hochkonzentrierter Produkte viel Wasser trinken lassen (ohne Kohlensäure!)
- Anti-Schaumbildner: Ein Teelöffel Dimeticon (z.B. sab simplex®, Elugan®, Lefax®)
- bei betroffenen Augen: mindestens 10 Minuten unter klarem Wasser spülen.

- *Die Gabe eines Teelöffels Dimeticon reicht aus, um die Schaumbildung zu unterdrücken.*

2.4 Natürliche Gifte / Sonstige Gifte

Giftige Pflanzen werden häufig mit ungiftigen verwechselt und gegessen. Zum Teil werden sie auch aufgrund ihrer berauschenden Wirkung bewusst eingenommen. Zu den natürlichen Giften, die in diesem Kapitel behandelt werden, zählen auch Botulinustoxin oder Insektengifte (die über Stiche in den menschlichen Körper gelangen).

Ebenso wie bei der Vergiftung durch Botulinustoxin kommt es bei vielen Pilzen zu einem symptomlosen Zeitfenster. Im Gegensatz zum Botulinustoxin, das relativ rasch aufgenommen wird, kann es bei Pilzen noch nach Stunden sinnvoll sein, den Patienten erbrechen zu lassen, da Pilze häufig lange im Magen verbleiben. Vergiftungen durch Giftpilze beruhen zumeist auf einer Verwechslung mit Speisepilzen.

Wesentlich häufiger als Pilze werden Beeren und andere Pflanzenteile aufgrund ihrer interessanten Farbe und Form von Kindern probiert. Dazu gehören Nachtschattengewächse wie die Tollkirsche, Engelstrompete und der Stechapfel, aber auch der Goldregen. Letzterer wird leider immer noch häufig in Parkanlagen, Spielplätzen oder auch Privatgärten an Stellen gepflanzt, an die auch kleine Kinder leicht gelangen können. Besonders Kinder im 2. und 3. Lebensjahr sind von solchen Intoxikationen betroffen, da sie in diesem Alter beginnen, die Welt eigenständig zu entdecken. Sie versuchen, ihre Umwelt mit allen Sinnen zu erkunden, auch mit dem Geschmackssinn.

Vergiftungen durch Nachtschattengewächse kommen aber auch unter Jugendlichen vor. Durch Erfahrungsberichte von anderen Jugendlichen oder durch Informationen aus dem Internet werden Pflanzen häufig als Tee gekocht und ausprobiert. Zu Überdosierungen kommt es, wenn ein zweites Mal nachdosiert wurde, bevor die erste Dosis ihre Wirkung entfalten konnte.

Meist wird es keine genaue Identifikation der Pflanze geben. Hauptaugenmerk sollte für den Rettungsdienst immer eine symptomorientierte Behandlung sein. Im Vordergrund stehen dabei die Sicherung der Atmung und eine Stabilisierung des Kreislaufs.

2.4.1 Botulinustoxin

Erster Blick

- Hinweis auf Intoxikation mit Botulinustoxin durch Essensreste, Hinweise von Angehörigen
- Sprachschwierigkeiten
- zunächst übermäßiger Speichelfluss, anschließend trockene Schleimhäute.

Botulinustoxin verhindert am synaptischen Spalt die Transmitterfreisetzung, sodass an dieser Stelle die Reizweiterleitung unterdrückt wird. Nachfolgende Muskeln werden nicht mehr innerviert und es kommt zu Funktionseinschränkungen oder komplettem Ausfall.

Die Erschlaffung der Muskulatur tritt seitengleich auf, während die Sensibilität unbeeinflusst bleibt.

Zunächst tritt jedoch ein symptomfreies Intervall von 12 bis 48 Stunden ein, in dem höchstens erbrochen wird. Alle weiteren Symptome treten erst nach 12 Stunden auf.

Aufgrund der hohen Latenzzeit und einer damit meist recht späten Alarmierung ist eine Magenspülung oder provoziertes Erbrechen nicht mehr indiziert. In den meisten Fällen werden die Patienten bereits zuvor erbrochen haben. Zudem vergrößert eine durch die Intoxikation bedingte Schluckstörung die Gefahr der Aspiration.

Botulinustoxin ist ein neurotoxisches Gift, das unter Sauerstoffabschluss durch Clostridium botulinum gebildet wird. Hauptsächlich kommt es in unzureichend erhitzten Fisch- und Fleischprodukten vor. Weitere Quellen können Gemüsekonserven, eingeweckte Pilze, Tomaten, Oliven, Spargel, Zwiebeln, aber auch Honig sein.

Vor allem fleckiges, weiches und ranzig riechendes Fleisch ist eine typische Quelle für eine Kontamination. Beim Verzehr dieses Fleisches muss nicht eine stark ausgeprägte Vergiftungssymptomatik die Folge sein, da es zu einer ungleichmäßigen Verteilung des Toxins (Toxininseln) kommen kann.

Diagnose

- Übelkeit, Erbrechen
- Sehstörungen
- Erregung oder Somnolenz
- Mydriasis
- Hypotonie

- Tachykardie
- Herzrhythmusstörungen
- Ateminsuffizienz, Zyanose
- abgeschwächte/aufgehobene Muskeleigenreflexe.

Versorgung
Elementartherapie

- Lagerung: bei Bewusstlosigkeit stabile Seitenlage

> - *Vielfach wird beschrieben, dass mit Botulinustoxin kontaminierte Lebensmittel einer ausgebeulten Dose entstammen. Dies ist aber weit seltener der Fall, als allgemein angenommen wird.*
> - *Oft wurden vom Konsumenten trotz Kontamination keine geschmacklichen Veränderungen des jeweiligen Lebensmittels festgestellt.*
> - *Besonders im Fall einer Lebensmittelvergiftung sollten Essensreste oder Erbrochenes gesichert und mit in die Klinik genommen werden. Dadurch kann eine Diagnose möglicherweise schneller und eindeutiger manifestiert werden; dies wiederum hat Konsequenzen für die klinische Therapie.*
> - *Botulinustoxin findet unter dem Namen Botox® auch in der Medizin, z.B. in der Schönheitschirurgie, als lokal wirkendes Muskelrelaxans Anwendung.*

- Monitoring: Puls, RR, S_pO_2, EKG
- 4 – 6 l/min O_2
- venöser Zugang und 500 ml Vollelektrolytlösung zur Volumentherapie (RR-abhängig dosieren).

Spezielle Therapie

- bei übermäßigem Speichelfluss: Speichel absaugen
- bei unzureichender Eigenatmung: Intubation in Erwägung ziehen.

2.4.2 Engelstrompete / Stechapfel / Tollkirsche

Erster Blick

- Hinweis auf Intoxikation durch Pflanzenreste, z.B. durch Angehörige u.A.
- Euphorie oder Angstzustände
- Halluzinationen.

Diagnose

- Bewegungsdrang
- Hautrötung
- Krampfanfälle
- Bewusstlosigkeit
- Tachykardie
- Mydriasis

Nachtschattengewächse sind durch einen hohen Anteil an Atropin, Scopolamin und chemisch ähnlichen Substanzen gekennzeichnet. Je nach Pflanze – Tollkirsche, Engelstrompete oder Stechapfel – sind die Anteile unterschiedlich stark ausgeprägt. Überwiegt der Atropinanteil bei geringen Mengen, kommt es primär zu anregenden Auswirkungen. Ein überwiegender Scopolaminanteil hingegen wirkt zunächst eher dämpfend auf den Organismus. Ab einer gewissen Gesamtmenge prägen sich die oben beschriebenen Symptome eines anticholinergenen Syndroms aus.

Die letale Dosis bei Nachtschattengewächsen ist oft schon bei geringen Mengen erreicht. Bei der Tollkirsche liegt die letale Dosis für Kinder bereits bei 3 – 4 Beeren, bei Erwachsenen zwischen 10 – 12 Beeren. Bei den Blättern kommt es bereits ab 0,3 g zu toxischen Auswirkungen.

Da Nachtschattengewächse natürliche Substanzen sind, ist es nicht möglich, diese genau zu dosieren. Des Weiteren kommt es meist erst zu einem zeitlich versetzten Wirkeintritt. Diese beiden Faktoren führen oft zu einer unbeabsichtigten Überdosierung mit den entsprechenden Nebenwirkungen.

- schnelle, oberflächliche Atmung (evtl. Cheyne-Stokes-Atmung)
- Apnoe in Kombination mit Opiaten und Sedativa oder Hypnotika
- Mundtrockenheit
- Hyperthermie, finaler Temperaturabfall möglich.

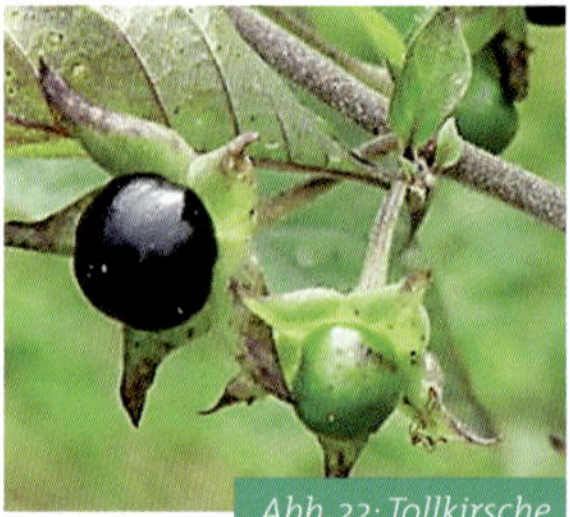

Abb. 22: Tollkirsche

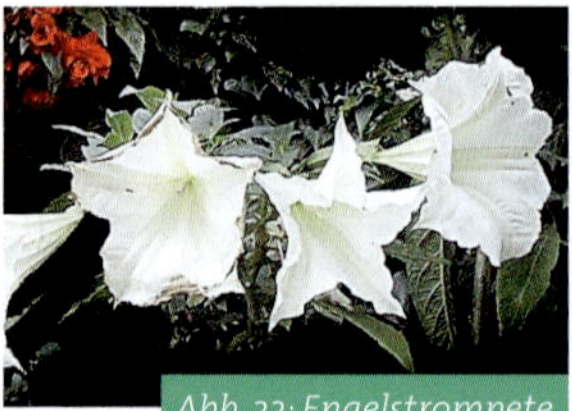

Abb. 23: Engelstrompete

Klientel/Umfeld: Im Wesentlichen sind zwei Personengruppen von einer Intoxikation betroffen: Kleinkinder, die ihre Umwelt auch über den Mund erkunden und bei denen bereits wenige Beeren bzw. eine geringe Menge anderer Pflanzenteile toxisch

Die Staude der Tollkirsche wird bis zu 1,5 m groß und besitzt dunkelgrüne, eiförmige Blätter. Die Blüten stehen einzeln zwischen den oberen Laubblättern, die Beeren sind glänzend schwarz und etwa kirschgroß. Im Unterschied zu Kirschen haben sie jedoch keinen Kern. Die unreifen Beeren der Tollkirsche sind grün.

Die Engelstrompete ist ein bis zu 5 m hohes Strauchgewächs, ihre Blüten sind 20 – 30 cm lang, weiß oder gelbrot und wie ein Trompetentrichter geformt.

Der Stechapfel wird bis zu 1 m hoch, seine Blätter sind auf der Oberseite dunkelgrün, auf der Unterseite heller, die Blattränder sind buchtig gezähnt. Die Blüten sind trichterförmig und 5-zipfelig.

oder sogar letal wirken, und Jugendliche bzw. junge Erwachsene, die über Zeitschriften oder Dritte von den bewusstseinsbeeinflussenden Wirkungen gehört haben und diese nun an sich selbst ausprobieren möchten.

Typisches Umfeld ist für Kinder der Garten. Jugendliche probieren die Substanzen meist im privaten Bereich in kleinen Gruppen. Dort können auch entsprechende Reste zu finden sein, z.B. eine halbvolle Teekanne oder Pflanzenreste.

Versorgung

Elementartherapie

- Lagerung: bei Bewusstlosigkeit stabile Seitenlage
- Monitoring: Puls, RR, S_pO_2, EKG
- 4 – 6 l/min O_2
- venöser Zugang und 500 ml Vollelektrolytlösung zum Offenhalten
- Temperatur messen und Patienten ggf. kühlen
- Patienten beruhigen, vor Spontanhandlungen schützen.

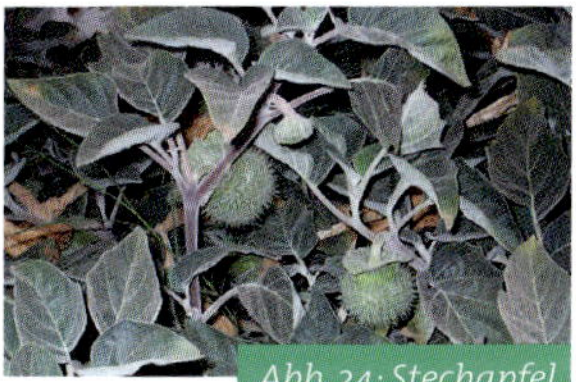

Abb. 24: Stechapfel

Spezielle Therapie

- bei Ateminsuffizienz: Intubation in Erwägung ziehen
- unmittelbar nach Ingestion: Magenspülung durchführen
- Gabe von Aktivkohle: 1 g/kgKG
- bei Krämpfen: 10 – 20 mg Diazepam.

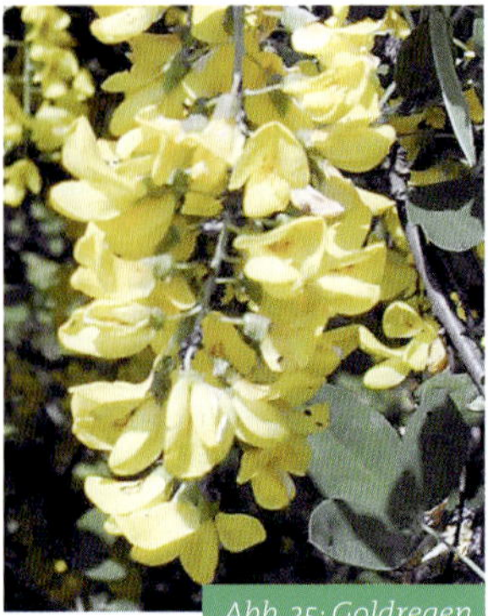

Abb. 25: Goldregen

2.4.3 Goldregen

Erster Blick

- Hinweis auf Intoxikation durch Pflanzenreste, z.B. durch Angehörige u.A.
- Halluzinationen
- Brennen in Mund- und Rachenraum.

Diagnose

- Mydriasis
- Hypotonie
- Herzrhythmusstörungen
- Ateminsuffizienz
- Speichelfluss
- Schwitzen
- Erbrechen
- evtl. Krampfanfälle
- Bewusstlosigkeit.

Klientel/Umfeld: Intoxikationen durch Goldregen kommen fast ausschließlich bei Kindern vor.

> *Trotz der bekannten Giftigkeit dieser Pflanze ist sie sehr beliebt und wird immer noch häufig in Parkanlagen und in der Nähe von Kinderspielplätzen, in Freibädern, Schulen und Kindergärten angepflanzt. Auch in vielen privaten Gärten, in denen Kinder spielen, ist sie zu finden, sodass Vergiftungen relativ häufig sind.*

Versorgung
Elementartherapie

- Lagerung: bei Bewusstlosigkeit stabile Seitenlage
- Monitoring: Puls, RR, S_pO_2, EKG
- 4 – 6 l/min O_2
- venöser Zugang und 500 ml Vollelektrolytlösung zur Volumentherapie (RR-abhängig dosieren).

Spezielle Therapie

- bei Ateminsuffizienz: frühzeitig Intubation in Erwägung ziehen
- Gabe von Aktivkohle: 1 g/kgKG
- bei Krämpfen: 10 – 20 mg Diazepam i.v.

Goldregen ist ein etwa 3 – 7 m hoher Strauch. Die Blüten bestehen aus drei ca. 2 cm langen goldgelben Blütenblättern. In den 5 – 8 cm langen Hülsen bilden sich 3 – 8 flache, braune Samen aus. Die Blütezeit liegt zwischen April und Juni.

Primärer Giftstoff ist das Cytisin, das in allen Bestandteilen der Pflanze, mit der höchsten Konzentration in den Blättern, vorkommt. Cystisin wirkt primär erregend auf die motorischen Endplatten und auch auf das Nebennierenmark. Es hat somit zunächst also einen stimulierenden Effekt. Zeitlich versetzt und bei einer entsprechenden Menge wirkt Goldregen lähmend auf das zentrale Nervensystem und führt zum Tod durch Atemstillstand.

- *Häufig erbrechen die Patienten rasch nach der Aufnahme von Goldregen, sodass in den meisten Fällen nur wenige Pflanzenteile aufgenommen wurden. Dennoch muss auch in diesen Fällen medizinische Kohle verabreicht werden, damit im Körper verbliebene Giftstoffe gebunden werden können.*

2.4.4 Insektenstiche

Erster Blick

- Hinweis auf Insektenstich durch Patienten selbst oder Angehörige
- lokale Schwellung an der Einstichstelle
- Rötung/Flush
- Tachykardie.

Diagnose

- Schmerzen
- Hypotonie
- inspiratorischer Stridor
- zyanotische Lippen
- Übelkeit
- Erbrechen
- starke Unruhe
- Atemnot
- evtl. Bewusstlosigkeit.

Klientel/Umfeld: Die typische Notfallsituation wird sich in den meisten Fällen in der freien Natur abspielen. Betroffen sind oft Kinder.

Versorgung
Elementartherapie

- Monitoring: Puls, RR, S_pO_2, EKG
- Lagerung: Schocklage, bei Bewusstlosigkeit in Kombination mit stabiler Seitenlage
- 10 l/min O_2
- venöser Zugang (mind. zwei großlumige) und 20 – 40 ml/kgKG Vollelektrolytlösung zur

Volumentherapie (RR-abhängig dosieren)
- Wärmeverlust vermeiden.

Kommt es zu einer allergischen Reaktion mit Schocksymptomatik, tritt diese sehr schnell nach dem Stich auf. Ist dies der Fall, liegt bereits bei Eintreffen des Rettungsdienstes eine fulminante Schocksituation vor.

Bei Stichen in den Mund sollte frühzeitig an eine Schwellung im Mundbereich gedacht und ggf. eine Intubation erwogen werden.

Spezielle Therapie

- bei ausgeprägter Schocksymptomatik:
  - 0,05 – 0,1 mg Adrenalin i.v.
  - frühzeitig Intubation in Erwägung ziehen
  - Antihistaminikum: 4 mg Tavegil® oder 0,1 – 0,2 mg/kgKG Fenistil® i.v
  - Kortikoide: 250 mg Solu-Decortin® i.v.

Die meisten Insektenstiche bedürfen keiner medizinischen Behandlung, darum werden hier die Ausnahmefälle betrachtet, bei denen es zu besonders starken allergischen Reaktionen des Körpers gekommen ist.

- evtl. Sedierung: 2 – 10 mg Diazepam i.v.

Bienen-, Wespen- und Hornissengifte sind aus unterschiedlichen chemischen Wirkstoffen zusammengesetzt. Die wesentliche Reaktion bei einer solchen Intoxikation ist die vermehrte Histaminausschüttung, die im schlimmsten Fall in einer Schocksymptomatik mit akuter Atemnot endet.

- *Zu allergischen Reaktionen mit ausgeprägter Schocksymptomatik kommt es entweder bei entsprechender Empfindlichkeit gegenüber dem Gift oder bei einer hohen Anzahl von Stichen.*
- *Man rechnet, dass es ab fünf Bienenstichen zu toxischen Reaktionen kommen kann. Die letale Dosis beim gesunden Erwachsenen liegt bei einigen hundert Stichen.*

2.4.5 Pilze

Hier werden alle Pilze zusammengefasst, die häufig mit Speisepilzen verwechselt werden und Intoxikationen hervorrufen können. Die beiden bekanntesten Pilzsorten sind der Fliegenpilz und die Gruppe der Knollenblätterpilze. Da für die präklinische Versorgung eine symptomorientierte Behandlung im Vordergrund steht, wurde auf eine getrennte Darstellung der Vielzahl der verschiedenen Pilze verzichtet.

Erster Blick

- Hinweis auf Pilzkonsum durch Patienten selbst oder Angehörige
- Übelkeit, Erbrechen
- Wechsel zwischen Erregung, Unruhe und Schläfrigkeit
- Magenschmerzen.

Je nach Pilzsorte und abhängig von der aufgenommenen Menge kann die Ausprägung der Symptomatik sich über einen Zeitraum zwischen einer Viertelstunde und einem Tag erstrecken.

Diagnose

- trockene Schleimhäute
- Mydriasis
- Exsikkose
- Hypotonie
- Bradykardie/Tachykardie
- Herzrhythmusstörungen
- Ateminsuffizienz
- Krämpfe
- Koma.

Klientel/Umfeld: Vergiftungsnotfälle mit Pilzen geschehen in der Regel nicht unter Vorsatz. Durch Verwechslung mit essbaren Pilzen kommt es zur Vergiftung. Typischerweise sind bei einer solchen Intoxikation mehrere Patienten betroffen. Die Symptomatik kann dabei allerdings unterschiedlich stark ausgeprägt sein. Es sollten alle potenziell Betroffenen klinisch untersucht werden, auch wenn sie zunächst keine Symptomatik aufweisen.

Unterschieden wird zwischen rasch und langsam wirkenden Pilzen. Die rasch wirkenden Pilze weisen einen Wirkeintritt nach 15 Minuten bis 2 Stunden auf. Zu ihnen zählen der Fliegenpilz, der Panterpilz, Trichterlinge, grünblättriger Schwefelkopf, kahler Krempling, Tiger-Ritterling, Satanspilz und weitere.

Langsam wirkende Pilze haben eine Latenzzeit zwischen 5 und 12 Stunden. Zu dieser Gruppe zählen vor allem grüner, weißer und spitzhütiger Knollenblätterpilz und die Frühjahrs-Morchel. Alle Pilze dieser Gruppe sind besonders stark toxisch.

Versorgung
Elementartherapie

- Lagerung: bei Bewusstlosigkeit stabile Seitenlage
- Monitoring: Puls, RR, S_pO_2, EKG

- 4 – 6 l/min O_2
- venöser Zugang und 500 ml Vollelektrolytlösung zur Volumentherapie (RR-abhängig dosieren)
- Patienten beruhigen.

> - *Da Pilzreste zum Teil sehr lange im Magen des Patienten verbleiben, kann eine Magenspülung bzw. induziertes Erbrechen auch noch nach Stunden effektiv sein.*
> - *Hat der Patient bereits häufiger erbrochen und sind keine Speisereste mehr im Magen vorhanden, sollte von einer Magenspülung abgesehen werden.*
> - *Zur genauen Analyse und Bestimmung der Pilze sollten sowohl Essensreste als auch Erbrochenes asserviert und mit in die Klinik genommen werden.*

Spezielle Therapie

- bei gut ansprechbarem und orientiertem Patienten diesen erbrechen lassen
- ggf. Magenspülung unter Intubation bei bewusstlosem Patienten
- Aktivkohlegabe: 1 g/kgKG
- bei Krampfanfällen: 10 – 50 mg Diazepam i.v. (Achtung: Atemdepression!)
- bei Tachykardie: 5 – 10 mg Metoprolol (Beloc®) i.v.
- bei lang anhaltendem, unproduktivem Erbrechen: 10 mg Metoclopramid i.v.

3 GIFTNOTRUFZENTRALEN

Die Giftnotrufzentralen (S. 70 – 71) bieten einen kostenfreien 24-Stunden-Notfall- und Informations-Service für Fragen, die im Zusammenhang mit Vergiftungen und Drogen auftreten. In den Zentralen arbeitet ein Team speziell ausgebildeter Mitarbeiter aus den Bereichen Medizin, Pharmazie und Chemie, das Informationen zu Vergiftungen und Drogennotfällen sowie zu gefährlichen Inhaltsstoffen von Produkten erteilen kann. Außerdem beraten die Giftnotrufzentralen bei Fragen zur Medikation in Schwangerschaft und Stillzeit.

Die meisten Giftnotrufzentralen sind über die einheitliche Servicenummer

(Ortsvorwahl) + 19240

zu erreichen.

Giftnotrufzentralen		
Stadt	**Adresse**	**Notruftelefon**
Berlin (Kinderklinik)	Landesberatungsstelle für Vergiftungserscheinungen und Embryonaltoxikologie Pulsstr. 3–7 14059 Berlin	(030) 19240
Berlin (Medizinische Klinik)	Virchow-Klinikum Medizinische Fakultät der Humboldt-Universität zu Berlin Abt. Innere Medizin mit Schwerpunkt Nephrologie und Intensivmedizin Augustenburger Platz 1 13353 Berlin	(030) 450 - 53555, 450 - 53565
Bonn (Kinderklinik)	Informationszentrale gegen Vergiftungen, Zentrum für Kinderheilkunde der Rheinischen Friedrich-Wilhelms-Universität Bonn Adenauerallee 119 53113 Bonn	(0228) 19240
Erfurt	Gemeinsames Giftinformationszentrum der Länder Mecklenburg-Vorpommern, Sachsen, Sachsen-Anhalt und Thüringen Nordhäuser Str. 74 99089 Erfurt	(0361) 730730
Freiburg (Kinderklinik)	Informationszentrale für Vergiftungen, Universitätskinderklinik Freiburg Mathildenstr. 1 79106 Freiburg	(0761) 19240
Göttingen	Giftinformationszentrum Nord der Länder Bremen, Hamburg, Niedersachsen	(0551) 19240

	und Schleswig-Holstein (GIZ Nord), Zentrum für Pharmakologie und Toxikologie der Universität Göttingen Robert-Koch-Str. 40 37075 Göttingen	
Homburg (Medizinische Klinik)	Informations- und Behandlungszentrum für Vergiftungen, Universitätsklinik für Kinder- und Jugendmedizin, Kirrbergerstr., Geb. 9 66421 Homburg/Saar	(06841) 19240
Mainz	Giftinformationszentrum der Länder Rheinland-Pfalz und Hessen, Klinische Toxikologie Langenbeckstr. 1 55131 Mainz	(06131) 19240
München (Medizinische Klinik)	Giftnotruf München 24-h-Informationsdienst bei Schlangenbissen Toxikologische Abteilung der II. Medizinischen Klinik rechts der Isar der Technischen Universität München Ismaninger Str. 22 81675 München	(089) 19240
Nürnberg (Medizinische Klinik)	II. Medizinische Klinik des städtischen Krankenhauses Nürnberg-Nord, Toxikologische Intensivstation Flurstr. 17 90419 Nürnberg	(0911) 3982451
Österreich	Wien	(0043) (1) 4064343
Schweiz	Zürich	(0041) 145
Internet	***www.giftnotruf.de***	

Tab. 2

Autor

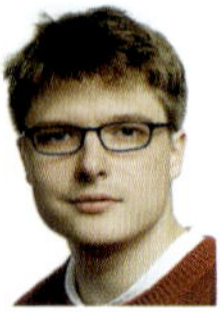

Dennis Buers, geb. 1980 in Brake (Unterweser). Assistenzarzt in der Abteilung für Anästhesiologie und Intensivmedizin an der Kreisklinik Roth; Rettungsassistent und Ausbilder für den Rettungsdienst. (dennisbuers@gmx.de)

Herausgeber

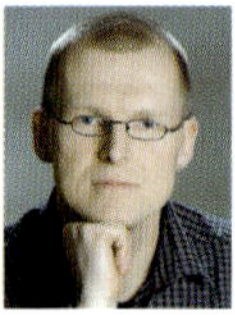

Frank Flake, geb. 1966 in Oldenburg. Lehrrettungsassistent, Leiter Rettungsdienst des Malteser Hilfsdienstes im Bezirk Oldenburg, Leiter der Malteser Dienststelle Oldenburg, ERC ALS- und PHTLS-Instruktor, Lehrtätigkeit an Rettungsdienstschulen, Autor von Fachartikeln und Herausgeber/Autor verschiedener Bücher. (frank.flake@malteser.org)

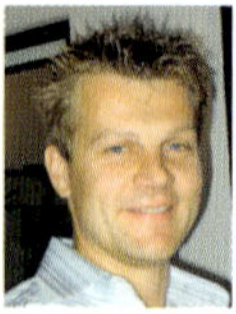

Prof. Dr. phil. Klaus Runggaldier, geb. 1967 in Meran/Südtirol. Rettungsassistent, Berufs- und Wirtschaftspädagoge, Dipl.-Gesundheitslehrer, Professor für Medizinpädagogik an der Medical School Hamburg, Geschäftsführer der Falck Rettungsdienst GmbH, Autor von Fachartikeln und Herausgeber/Autor verschiedener Bücher, Lehraufträge an nationalen und internationalen Hochschulen.
(Klaus.Runggaldier@medicalschool-hamburg.de)

Rettungsdienst
kompakt

In dieser Reihe bereits erschienen:

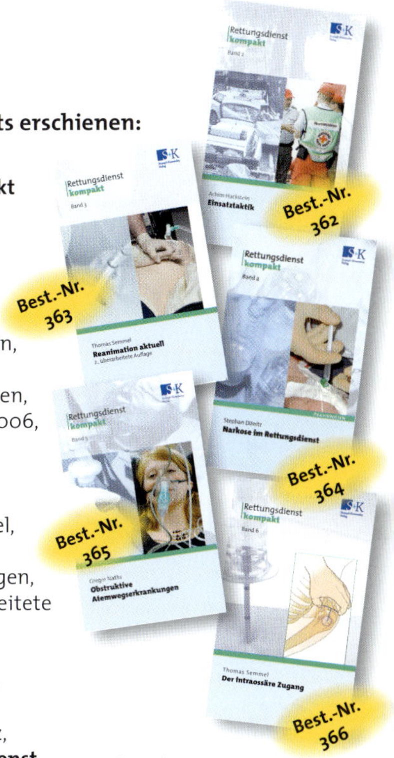

Rettungsdienst kompakt
hrsg. v. Frank Flake und Klaus Runggaldier
Broschur, durchgehend vierfarbig

Band 2: Achim Hackstein, **Einsatztaktik**,
96 Seiten, 33 Abbildungen, 24 Tabellen, 1. Auflage 2006,
Best.-Nr. 362, 6,90 €
ISBN 978-3-938179-25-3

Band 3: Thomas Semmel, **Reanimation aktuell,**
100 Seiten, 44 Abbildungen, 13 Tabellen, 2., überarbeitete Aufl. 2011,
Best.-Nr. 363, 6,90 €
ISBN 978-3-938179-89-5

Band 4: Stephan Dönitz, **Narkose im Rettungsdienst**,
128 Seiten, 58 Abbildungen, 8 Tabellen, 1. Auflage 2008,
Best.-Nr. 364, 6,90 €
ISBN 978-3-938179-27-7

Band 5: Gregor Naths, **Obstruktive Atemwegserkrankungen,**
148 Seiten, 40 Abbildungen, 24 Tabellen, 1. Auflage 2010,
Best.-Nr. 365, 9,90 €
ISBN 978-3-938179-85-7

Band 6: Thomas Semmel, **Der intraossäre Zugang,**
84 Seiten, 80 Abbildungen, 7 Tabellen, 1. Auflage 2011,
Best.-Nr. 366, 6,90 €
ISBN 978-3-938179-28-4

Erhältlich direkt im S+K-Verlag:
service@skverlag.de,
Tel. 04405 9181-0.
Onlinebestellung:
www.skverlag.de

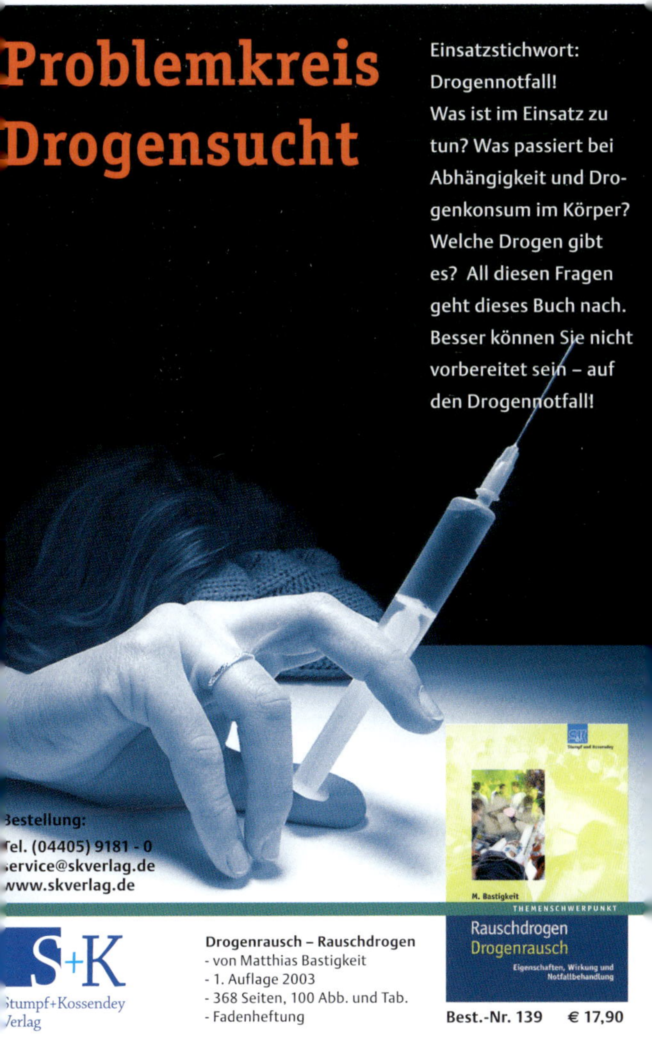
Problemkreis
Drogensucht
Einsatzstichwort: Drogennotfall! Was ist im Einsatz zu tun? Was passiert bei Abhängigkeit und Drogenkonsum im Körper? Welche Drogen gibt es? All diesen Fragen geht dieses Buch nach. Besser können Sie nicht vorbereitet sein – auf den Drogennotfall!
estellung:
el. (04405) 9181 - 0
ervice@skverlag.de
ww.skverlag.de
S+K
tumpf+Kossendey
erlag
Drogenrausch – Rauschdrogen
- von Matthias Bastigkeit
- 1. Auflage 2003
- 368 Seiten, 100 Abb. und Tab.
- Fadenheftung
M. Bastigkeit
THEMENSCHWERPUNKT
Rauschdrogen
Drogenrausch
Eigenschaften, Wirkung und Notfallbehandlung
Best.-Nr. 139 € 17,90

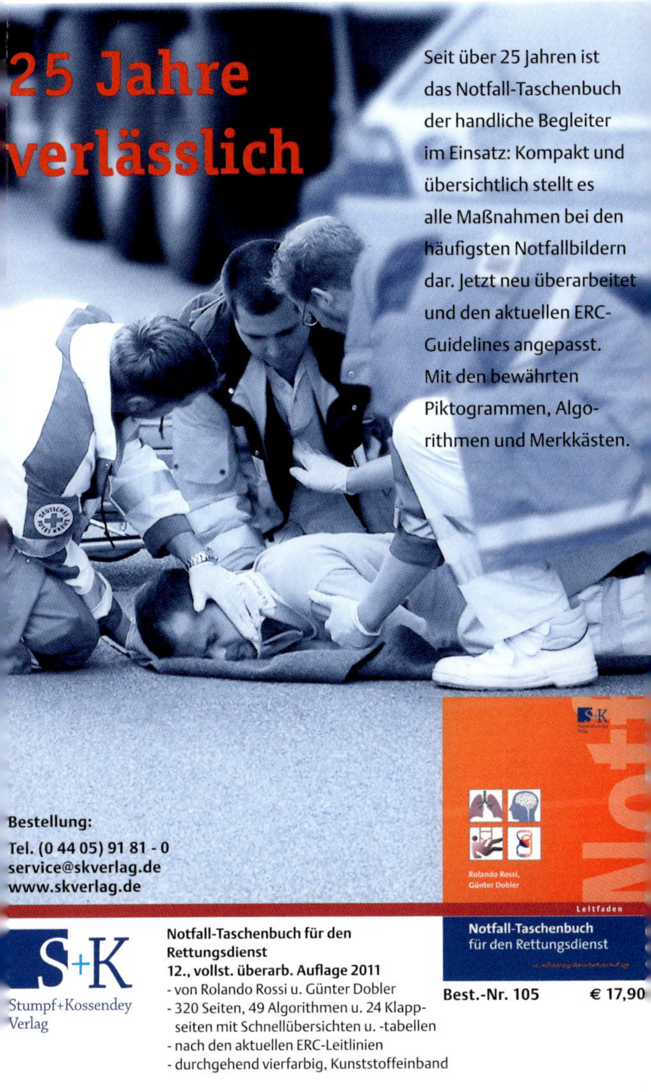
25 Jahre
verlässlich
Seit über 25 Jahren ist das Notfall-Taschenbuch der handliche Begleiter im Einsatz: Kompakt und übersichtlich stellt es alle Maßnahmen bei den häufigsten Notfallbildern dar. Jetzt neu überarbeitet und den aktuellen ERC-Guidelines angepasst. Mit den bewährten Piktogrammen, Algorithmen und Merkkästen.
Bestellung:
Tel. (0 44 05) 91 81 - 0
service@skverlag.de
www.skverlag.de
Rolando Rossi,
Günter Dobler
Leitfaden
Notfall-Taschenbuch
für den Rettungsdienst
S+K
Stumpf+Kossendey
Verlag
Notfall-Taschenbuch für den Rettungsdienst
12., vollst. überarb. Auflage 2011
- von Rolando Rossi u. Günter Dobler
- 320 Seiten, 49 Algorithmen u. 24 Klappseiten mit Schnellübersichten u. -tabellen
- nach den aktuellen ERC-Leitlinien
- durchgehend vierfarbig, Kunststoffeinband
Best.-Nr. 105
€ 17,90